方芗 等 —— 著

医疗实践中的
知识呈现

意义赋予与信任构建

MAKING SENSE OF KNOWLEDGE IN THE PROCESS OF
MEDICAL PRACTICE

UNCERTAINTY
AND TRUST

社会科学文献出版社
SOCIAL SCIENCES ACADEMIC PRESS (CHINA)

本书系中央高校青年业务费重点项目"医疗实践中的知识呈现：医患间有效沟通和信任重塑研究"（批准号：19wkzd16）的最终成果

目　录

引　言

研究缘起

　　由于父亲的抑郁症在治愈 5 年后复发，他又住进了 G 市精神科最为著名的专科医院，开始一系列的检查、诊断，并调整服药方案。这一系列活动在他上次患抑郁症期间我们已经经历了一遍，因此对于这个痛苦的过程已经有了一定的经验。周日中午 12 点父亲被安排做脑部增强 CT 检查，目的是检查大脑老化的程度。我们在这个时间来到影像大楼三楼 CT、核磁共振（MR）检查区外候诊。与他同来轮候检查的患者有八九位，但是前台接待的护士只有一位。她要处理的工作异常繁复和多样，在等候检查的时间里，我悄悄地观察着她忙碌的工作。第一项，收取患者的预约检查单（除脑卒中急诊外，其他正常患者的检查都必须预约），通过上面的信息登记检查资料，排好检查顺序；第二项，获得患者陪同家属知情同意签字（每位患者做脑部增强 CT 都需要一名家属陪同，并在对比剂产生的副作用知情同意书上签字）；第三项，向家属和患者（有时同时是两组家属和患者）解释和确认检查中的注意事项，这些事项包括确认患者的年龄、姓名、身高、体重信息，告知患者在做检查时头部一定不能动，告知患者身上所有金属配件必须摘除，确认患者身体里面是否有金属植入物，确认患者是否存在药物过敏；第四项，指导患者家属用医院提供的小剪刀把患者口罩内的铁丝取出（新冠肺炎疫情期间患者必须佩戴口罩进行检查，但是口罩内用于固定的铁丝必须取出）；第五项，进行静脉对比剂注射的前期准备，先在静脉留置针头，然后把对比剂针管与针头连接，并将针管固定在患者的手臂上；第六项，为完成检查的患者"拔针"（把对比剂注射针管和针头等拔出）；第七项，告知患者如何获取检查结果（片子）。

一位护士要同时面对八九位患者并且完成以上七项常规工作，并处理一些突发情况，她的工作强度和压力可想而知。因此她一边完成手头的工作，一边持续地重复这样一句话："你们不要着急啊，一个一个来啊，你们一下来了八九个人，我只有一个人啊，听我说……"轮到我父亲进行上述一系列准备工作时，我唯恐给这位护士增加不必要的工作量，因此格外配合。与我们同时做准备的应该是一对从外地农村来看病的母子（听他们之间的对话和口音，可看出他们不是省内的患者）。显然，在配合护士做准备工作的过程中，无论是回答问题，还是进行操作，他们都无法迅速或者说"符合要求"地配合。其中一段对话如下。

护士：听我说啊，我问什么你就回答什么。身高？体重？

患者：157（厘米），120 斤吧，我好像是 120（斤），还是 100（斤）？

护士：不能好像，到底是多少？

患者：120 斤。

护士：60 公斤对吧？

患者：120 斤，就是 120 斤。

护士：身上所有金属配件要摘除。听我说，手表、戒指、项链、耳环、皮带这些有没有通通摘掉？体内有没有金属植入物？

患者：没有吧，金属植入物是啥？

护士：有没有做过手术，有没有钢钉、钢板等金属植入物？

患者儿子：你结扎了，做了结扎手术。

患者：对，我做了结扎手术，结扎算不算？

护士：听我说，我问什么你就回答什么？金属植入物，啊听清楚，金属植入物。

患者：我结扎过，这个算不算？

护士：结扎有金属吗？结扎又不是节育环，你回答我问的问题……你们自己检查好啊，进去以后不要动，有金属或者动了，照不清楚的话，你们钱就白花了啊……

这时我父亲在旁边忍不住说："这位护士声音真高，真是不得了……"作为一位受过高等教育、获得了博士学位、长期从事医学人文研究的学者，我在一旁反复品味这一番对话。站在护士的角度，我非常理解她工作的辛劳与时间的紧迫，尽量维持简单的对话，只获取对检查有用的信息，这应该是她多年在临床工作总结出来的经验。她一定不会回答患者诸如"结扎算不算"的问题，因为或许她回答了"结扎算不算"的问题，患者又会生出别的不相干的问题，如此这般她便无法高效地完成她的工作，无法确保如此多的病人快速进行检查。站在这对从外地来看病的母子的角度，我又看到了大多数患者在医院场域内遭受的困境。首先，专业话语与日常话语间的壁垒无处不在，无论是以公斤计算的体重还是"金属植入物"这种术语，对于没有相应话语习惯和知识储备的人来说，都是难以在短时间内对答如流的；其次，医院内的工作人员处于权威的位置，他们只是提问，并不回答，更别提沟通。优越的权力地位还让他们可以对患者的提问进行反问，而反问在这样的对话中存在贬损患者的无知的意味，其目的是制止患者进一步进行提问。除此之外，还有"提醒""警示"的意思，因为护士还强调"照不清楚钱就白花了"。在看到和充分理解双方的难处之余，我开始思考，我们提出要注重医患沟通，医生要给予患者理解、关怀和照护，但在这样的场景中如何实现？没有制度性和结构性的调整为基础，这位工作如此繁重、复杂、责任重大的护士是否有能力在高效完成工作的同时再注重对患者进行人文关怀和积极有效的沟通？在当时的医疗场景下，我的答案是否定的。护士的职责是确保患者能有效地完成检查，这位护士在这一点上做得无可挑剔，她获得了患者的全部信息，告知了检查注意事项，准确无误地找到手臂上的静脉血管，迅速完成留置针头的植入和对比剂针管的连接，在完成检查后拔针并告知患者获取检查报告的准确信息。其实她同样需要帮助，此刻的她可能正是在以她的方式表达"我很累了，我不堪重负"。专业训练告诉我，她或许需要一位医务社工或志愿者从旁协助，帮助她完成收集患者信息这部分的工作。在私立医院收集患者信息这类工作一般是由客服完成的。但是在公立医院，特别是患者量巨大的三甲医院、专科医院却缺乏能协助医务人员完成事务性工作、负责医疗以外的流程性工作的"第三人"。这个概念我们将在本书第四章中结合案例进行讨论。

上述医疗场景引出了本书将深入讨论的一个核心问题，医疗是一个实践的过程，现代医疗是围绕着科学技术知识介入人们身体的治疗过程展开的，因此这个实践过程有两个核心：一个是患者的身体，另一个是医疗知识和技术。医疗活动本应是围绕这两个核心，在多个主体（医护人员、患者及家属、医院管理人员等）的互动间展开。但是在现代医疗体系日渐标准化、技术化的发展轨道中，这两个核心的关系日渐发生变化。从上文医疗片段中我们可以看出，在专科医院，专业技术知识的掌握者在医疗场景中是拥有绝对权威的，患者的身体是被分割和置于医疗过程中的"器官"和"病灶"。大量研究指出，进入现代医疗体系后，存在患者的主体性丧失（林晓珊，2011；许丽英、童敏、翁智超，2019；甘代军、李银兵，2020）、医患权力的不对等（彭杰，2017；房莉杰、梁小云、金承刚，2013）、只见"疾病"不见"人"的问题（王萝然，2017；刘星、田勇泉，2014；李龙婷，2014；任学丽，2019）。

医学知识：标准化还是地方性

什么样的知识应该被称为医学知识？当我们讨论与科学技术相关的知识时，大多会把这种知识做黑箱化处理。我们理所当然地认为"医学知识"就是一个确定的概念，是医生、医学专家用来治疗患者的客观知识。乔丹诺娃在《医学知识的社会建构》一文中指出："'医学'是一个充满不确定性的词汇，其原因就在于它被不假思索地视为科学的另一种形式"（乔丹诺娃，2013）。通过对同类型疾病的跨文化比较，学者对医学知识的客观性提出质疑。罗克的研究团队通过对北美和日本妇女的更年期进行比较研究发现，无论是医生对症状的定义，还是妇女身体不适的症状和医疗选择都受到地域性特征、文化历史特征、医疗体系等因素的影响。更年期不是一种客观的、普适的病理性事件，而与更年期相关的医学知识是在具体的历史情境和现实的变化中不断重构的知识（余成普，2016）。事实上，医学知识是集体建构的知识。在医疗场景中我们可以从三个层面去理解医学知识。第一个层面，它是医护人员掌握的医疗知识和技术。这种知识作为普遍知识的代表，拥有客观性和权威性的特征。第二个层面，它是具有民族和传统医疗特征的替代医疗知识。这种知识具有一定的地方性特征并逐步和西方现代医疗系统相结合，在疾病治疗中发挥了积极作用。第三个层面，它是病人的疾病体验和依据日常生活经验总结出来的应对自身疾病的知识和治疗方法。这种知识虽然是非专家知识，但具有很强的现实意义。"强纲领"提出了对科学知识进行社会学研究的四个原则：因果性（causality）、公正性（impartiality）、对称性（symmetry）、反身性（reflexivity）（布鲁尔，2014）。从社会建构论的相对主义的视角出发，依据这四个原则，我们应该平等地对待现代医学体系下的医学知识，传统医疗和替代医疗体系下的医疗知识，普通患者掌握的与疾病、健康及身体有关的知识。当然这一说法面临许多挑战。医学界无疑要为实验室条件下产生的医学知识的客观性进行辩护。医生无论如何不能同意自己掌握的能在临床上确诊疾病的医学知识与患者依据个体经验总结出来的面对疾病的生活知识是同等重要的医学知识这一观点。学界也从来没有停止过对医学知识产生过程的分析和研究，例如福柯对临床医学的研究就尝试从历史的脉络里找到临床医学知识的合法化过程。在《临床医学的诞生》一书中，福柯利用知识考古的方法追溯了现代医学的诞生过程，指出在 18 世纪末期和 19 世纪初期，医生利用词语和事物之间新的联盟把临床医学的经验提炼为科学结构的话语。正是通过"医生的目视"对个体和疾病现象的观察，医生把观察的结果通过具有科学结构的标准化话语进行记录成为临床医学诞生的基础（福柯，2001）。这样的过程恰恰体现了医学知识的地方性特征。正如劳斯所说，只有通过实践才能产生知识，科学知识只是把某一地方性知识改造成看似具有普遍性特征的知识（劳斯，2004）。在本书中我们研究的医学知识相对比较宽泛，既包括被认为是科学技术知识的现代医学知识，又包括传统（补充替代）医疗（中医、民族医疗和康复医疗）的医学知识，还包括患者的非专业知识，因此称之为"医学相关知识"可能更加准确。本书关注知识在特定社会情境（医疗场景）中的运用，医学知识是知识的一种重要代表，并且具有现代性的特征。本书首先从科学知识在社会脉络下形成的历程作为理论起点梳理社会建构论对于科学技术的讨论；再从医学知识的起源和历程讨论现代医学知识和技术何以发展成标准化的知识；最后讨论传统医疗代表的地方性知识与现代医学知识本质上的差异在哪里。

医疗场景：建立积极信任的动力机制

医疗场景是知识得以发挥作用的场所，也是医护、患者（及其家属）互动的场所，更是社会制度、系统和文化相互交织渗透和影响的场域。医患关系的研究离不开对医学知识如何呈现并被采纳的这一微观实践过程的研究，而知识在患者身体上的运用在医疗过程中并不仅仅是技术知识与人（医学知识和技术与患者）的关系，也是人与人（医护与患者及其家属）之间的关系，更是场景营造出来的符号意义与人的主体感受之间的关系。拉图尔的行动者网络理论指出，科学（医学知识）不是已经形成的结果，而是形成科学、制造结论和物品的一连串行动，科学知识的生产是由人类行动者与非人行动者（如工具、观念、被研究对象等）所构成的异质行动网络决定的，异质网络中的行动者通过转译的方式不断扩大行动者网络，其理论主张也随之得以生产和发展（刘文旋，2017）。正是受到行动者网络理论的启发，本书强调在现代医疗场景中建立"积极信任"（吉登斯，2000）的重要性，并重点关注三个层次的医疗场景（第一，公立三甲专科医院；第二，民营康复医院；第三，少数民族地区的县域民族医院与民营小型诊所）下"积极信任"建立的基础和困境。中国的现代医疗体系从大城市到基层涵盖了多层次、多种类、内涵和外延都相当丰富的医疗机构。针对大城市著名三甲医院和专科医院的现有研究普遍讨论医患关系紧张，医疗资源稀缺，看病难、看病贵，医疗权威的统治和患者主体性丧失等问题。在大中城市的三甲专科医院，患者还处在抱着"盲目信任"预判做出医疗决策，苦于看病的资源稀缺、"一票难求"的信任关系中。而民营康复医院、少数民族地区的县域民族医院和民营小型诊所，为了吸引患者、主动获得患者对其医学知识和技术的专业性的认可，均在医疗场景安排、疗法设置、建立伙伴式医患关系方面做了大量的工作。考虑到现有研究的局限性，医疗实践过程的研究并不能只局限于医患对话，也有必要将医疗场所内的多种因素对医患关系的塑造作用纳入考虑，这样才能更深入地理解医学知识的应用模式与医患之间的权力关系问题，从而更好地解决医患沟通和信任重塑的问题。本书将通过具体案例对以上医疗场景下的医患信任及权力关系进行细致的分析。

第一章
社会情境中的科学知识

　　科学知识一直以来被认为是一种客观而中立的知识，是一种最贴近自然的知识。或者说科学知识是逻辑性的、既可以证明又可以证伪的知识（默顿，2000b；赵万里，2002；波普尔，2005）。波普尔曾指出科学理论的基本特征是它的可证伪性，而这一点又恰恰是社会科学知识所不具备的（波普尔，2005）。波普尔用爱因斯坦的广义相对论作为例子对科学的可证伪性加以说明。爱因斯坦的理论可以做出非常明确的预测：只有在日食的情况下，来自遥远星球的光线在太阳引力场作用下的偏转现象才会被观察到。1919年英国天文学家亚瑟·爱丁顿爵士在西非海岸普林西比岛观察了当年的日全食现象，从而证实了爱因斯坦的预测。恒星光线在时空中出现弯曲而且偏斜值几乎与爱因斯坦预测的完全一致。波普尔认为爱因斯坦运用广义相对论对星光的偏斜率进行确定且精准的预测，这一预测是可以通过现实观察去证实或证伪的。波普尔用这样的标准尝试区分科学知识与科学以外的知识虽然具有一定的合理性，却遭到了一些哲学家的批评，他们指出波普尔的科学标准过于简单化（奥卡莎，2013）。20世纪70年代以来，西方社会科学界开始掀起对科学的反思性浪潮。学者反思科学所谓的区别于其他知识的独有的客观性与中立性，认为科学与其他知识一样也是在社会的历史脉络中建构而来的。科学并不是都能得到经验证实，经过归纳的经验并不能确凿地推导出结果。也就是说，即使我们看到1万只天鹅是白的，也不能因此得出天鹅都是白色的这一结论。本章回顾社会学领域对科学知识与社会情境之间的关系的讨论，阐述从科学社会学、科学哲学到科学知识社会学的学科发展历程，并梳理科学知识社会学领域关于地方性知识与科学技术知识的争论。

一　科学社会学

默顿是社会学领域最早把科学作为一种社会制度引入社会学讨论的学者，他认为科学技术之所以在17世纪之后开始崛起并成为重要的社会制度是顺应了当时社会的需要（默顿，2000a）。同时期的学者更多的是讨论科学技术如何改变社会、带来现代性、使人们的生活发生变化。而默顿的研究和论著则主要关注社会的变化如何促使科学技术这一新兴的领域迅猛发展起来。默顿指出现代科学的四种规范：普遍主义、共有性、无私利性、有组织的怀疑主义（默顿，2000b）。在《十七世纪英格兰的科学、技术与社会》一书中，默顿总结了科学技术迅猛发展的宏观社会基础。第一，清教主义的发展，促使人们更加愿意投身有实际应用价值的专业和技术职业。第二，资本主义经济的发展以及大航海时代对于科学技术的实际需求（默顿，2000a）。在《科学的规范结构》发表后，默顿从对社会环境中的科学的宏观讨论转向关注科学内部的微观社会因素：社会规范、科学奖励机制（优先权）、科学界的社会分层等（默顿，2000b）。科学社会学通过对优先权的讨论以求回答"科学作为一种制度如何保证科学家更好地工作，生产社会所需求的科学技术知识"这一核心问题，其目的在于维护科学的权威性（默顿，2000b；林聚任，2000）。默顿和他的追随者发展并建立了科学社会学的研究纲领，分析了科学作为一个独特的社会体制所发挥的社会功能（艾战胜、刘建金，2014）。国内一批学者指出默顿的科学社会学从实证社会学的范式出发，以"社会建制规范下的科学知识生产规律作为研究对象"（马来平，2012；李建会、于小晶，2014）。

可以说，默顿学派研究的主体是科学这个社会体制的组织形式和作为主体的科学家的行为模式，而不是科学知识本身。

二　科学哲学

库恩从社会学和科学史的角度解释科学革命的本质，他认为科学研究是由科学家个人和科学共同体中的成员共同塑造的，这些共同体的成员对科学研究进行持续性的批评、自我更正，并共享科学发现所产生的价值（库恩，

2012）。虽然科学研究的目标是追求真理和对自然的解释，但是真理并不是完全客观性的，它也是社会性的。科学哲学呈现了科学家和科学共同体所运用的知识策略，通过这一点质疑了科学和医学理论的认识论地位，对"自然"和"科学理论"进行了区分（Jordanova，1995）。每当历史上出现一种带有革命性质的科学发现就会产生一种科学理论，这个过程称为科学革命。科学史上最典型的例子是物理学，牛顿发现万有引力定律是一次典型的科学革命，之后物理学界就进入常规科学时期。常规科学就是一个解谜的过程。科学共同体成员在牛顿物理学研究范式的基础上进行大大小小的修修补补，去解释和补充现有的已经被认可的研究范式。随着常规科学的推进，一些反常现象会出现，也就是在解谜的过程中会发现许多用现有范式（理论）无法解释的现象。例如，按照万有引力理论，天文学者预测了宇宙中的行星围绕太阳转动的轨迹，但是现实的观测发现天王星运行轨道一直与万有引力理论预测的不相符，并且偏离的程度超出了理论允许的范围。英国科学家约翰·柯西·亚当斯和法国科学家奥本·勒维耶分别通过计算预测还存在一颗未发现的行星，正是这颗行星的引力使天王星的运行轨迹发生偏离。不久之后，人们在这两位科学家计算和预测的位置上发现了海王星。这个例子说明科学理论存在不确定性并且需要科学共同体进行新的发现去校正。随后，物理学界迎来了又一次科学革命——爱因斯坦的相对论。相对论对于天体物理的解释与万有引力定律是两种完全不同的研究范式，但是很显然相对论对现实中宇宙的天体运行提出了更有说服力的解释。在这次科学革命之后，物理学界又进入了常规科学时期，直到新的科学革命的产生。因此，从库恩的理论出发，科学的发展就是不断地在科学革命与常规科学之间往复，范式之间存在不可通约性，新的理论范式颠覆旧的理论范式。科学共同体的建立则是围绕着不同范式形成的，他们的知识和语言是不可通约的（王彦君、吴永忠，2002）。按照库恩的理论对医学知识进行分类，传统医学和现代医学也可以看作两种不可相互通约的知识。从医学的发展历程来看，在与现代科学结合之前，东西方的传统医学在同一时期具有一定的相似性，都是从解释人体的构造与环境的关系入手，运用方剂和治疗手段调理人体内部与外部的平衡。这与注重影像看清人体内部的细微构造、注重手术介入和通过生物化学实验发现标准化的药物在器官层面解决问题的现代医学知识和技术是两种截然不同的知识体系和研究范式。现代医学知识是在传统医学知识基础上发生的科学革命。库恩对于知识的这种区分虽然对天体物理学知识的形成和发展历程有很强的解释度，但是对于医学这种实践中形成的科学技术知识的解释则存在一定的局限性。全球医疗史相关文献指出，17世纪、18世纪的植物学是现代医学出现的关键。查克拉巴提在《医疗与帝国》一书中指出，殖民时期欧洲国家的植物学家从新世界和亚洲带回的大量植物促进了欧洲新的分类学和实验室传统的建立。拉瓦锡的"化学革命"正是通过在实验室进行实验来界定这些植物的化学分类。这些从世界远方来到欧洲的植物标本的有效成分在实验室中被提取，成为法国、德国、英国以现代实验室为基础的大规模现代制药工业的开端（查克拉巴提，2019）。现代医学知识和传统医学知识的可通约/不可通约性也引发了我国科学技术与社会领域的争议。具体内容在本章第四节详细论述。

三　科学知识社会学

1. 布鲁尔及爱丁堡学派

大卫·布鲁尔被认为是爱丁堡学派的奠基人。他提出的"强纲领"（strong programme）认为社会科学应该平等地对待各种知识。布鲁尔强调科学知识社会学的目的是解释在任何特定的社会中，知识是如何被接受的。"强纲领"提出了对科学知识进行社会学研究的四个原则：因果性（causality）、公正性（impartiality）、对称性（symmetry）、反身性（reflexivity）。"强纲领"一直被认为是继承了库恩的相对主义立场而对默顿的科学社会学思想进行解构。知识的对称性原则强调：同样的原因应该能同时解释真实的和虚假的信念（巴恩斯、布鲁尔、亨利，2004）。布鲁尔选择数学和逻辑学作为例子，即使是被认为最为客观的数学和逻辑学知识也是在社会的脉络下建构而成的知识。布鲁尔在《知识和社会意象》一书中运用超限算数和阿赞德文化中巫师的例子进行比较，说明了为什么我们应该公正和对称地对待数学信仰和巫术信仰（布鲁尔，2014）。科学通过把知识分为两种类型（反映自然现象本质的科学知识和反映生活经验的常规知识）确立自身的理性与客观性权威，这个过程与宗教把世界分为神圣和世俗的两个部分从而确立宗教不可动摇的权威相类似（肖瑛，2020）。爱丁堡学派开创了科学知识的社会建构研究范式，打破了科学知识的特殊性，同时强调社会背景作为人们获取各种知识的基础的重要意义。通过将科学知识降格到与社会科学知识一致的位置上，科学社会学才得以解构知识，分析科学知识形成过程中的社会情境性因素（艾战胜、刘建金，2014；郭启贵，2010）。

爱丁堡学派的相对主义立场及强建构论的研究范式一方面开创了科学知识社会学反思科学知识，同时自我反思的研究路径；另一方面受到了来自各方的批判。有一部分学者质疑科学知识社会学的相对主义立场。还有学者质疑科学知识社会学并不具备理解和研究其他科学知识的条件，认为"知识超越了他们的理解范围"（布鲁尔，2014）。

2. 拉图尔及巴黎学派

行动者网络理论是由法国的布鲁诺·拉图尔、米歇尔·卡龙以及英国的约翰·劳基于对爱丁堡学派的"强纲领"的批判提出的理论。拉图尔并不否认科学技术知识的建构性，他关注的是科学活动中的事实建构（刘文旋，2017）。拉图尔先继承了爱丁堡学派的观点而后又对此进行扬弃，他对布鲁尔的观点提出质疑，反对社会利益决定论，认为布鲁尔固然打破了传统科学知识观对自然因素过分倚重的情况，但是并没有摆脱解释方法的非对称性，仍旧过分强调了社会因素的优先地位，因此在一定程度上忽视了人类行动者的能动性（贺建芹，2011）。以拉图尔为首的巴黎学派还提出行动者应当同时包括人类行动者与非人行动者，并特别强调了技术创新过程中非人行动者所发挥的作用，打破了原有的自然与社会二元对立的框架（孙启贵，2010）。值得注意的是，行动者网络理论中行动者的能动性并不是一种主动性，而是取决于它是否能够制造差别并改变事物状态，由此看来，非人行动者的能动性在一定程度上也是可以被理解的。此外，行动者形成的网络，并不是格兰诺维特说的结构化网络，更多的是对于行动者之间关联的描述，强调行动者处在不断发生互动与流动的过程之中（吴莹等，2008）。

拉图尔对转译者和中介者进行了区分，他认为"强纲领"理论将行动者视为原封不动地传递意义的中介者而忽略了其能动性，而行动者网络理论中的行动者则是转译者，"我用转译表示的意思是，它是由事实建构者给出的、关于他们自己的兴趣和他们所吸收的人的兴趣的解释"（Latour，1987）。拉图尔通过研究法国社会的巴斯德化现象，提出每个转译者都立足自己的价值取向和兴趣，将其他行动者引向必经之点，通过彼此转译发生作用确定自己的身份而形成和扩大网络，科学知识得以生产的同时也深刻影响了社会结构（郭明哲，2008；郑晓松，2017）。卡隆对于行动者网络理论中转译的概念进行了大量的研究，明确了转译的四个主要环节——问题呈现、利益赋予、招募以及动员（Callon，1995），并提出转译成功与否取决于行动者是否发生偏差以及行动者之间的冲突情况（孙启贵，2010）。在行动者网络理论基础之上，卡隆还通过研究经济学理论的应用，引申出了操演论（performativity），强调人类行动者与非人行动者的不可分割性（Callon，2007）。操演性指的是语言在使用的过程中，除了被动地描述事实之外，它也在主动地构建它所描述的内容，构建社会现实；如果任一行动者发生偏差，就会导致操演的失败。这一理论也在后续的研究中被广泛运用于科学知识在现实中如何被继承与应用的探究之中（陈氚，2013）。

行动者网络理论为如何理解知识的生产与采纳提出了新的理论方向，扭转了对于非人行动者的忽视，将科学知识的生产空间从实验室扩展到了整个社会，创新性地丰富了行动者主体的内涵（郭俊立，2007）。此外，转译概念的提出还将行动者自身的主观性和情境性纳入科学知识生产的过程之中。不可否认的是，这一理论也面临一定的困境与批判，主要的批评有三个方面：非人行动者的能动性始终面临着争议（贺建芹，2012）；拉图尔将科学知识的发展视为一种共同生产过程，也造成了对于行动者个体差异性的忽视（张夏捷，2016）；拉图尔对于社会因素究竟是不是形成科学知识的原因这一问题的态度是模糊和矛盾的（贺建芹，2011）。这也就导致了行动者网络理论只停留在理论层面，而如何在实际中应用该理论还有待进一步探讨和明确。

3. 知识的操演性

"操演"（performative）概念由牛津大学语言哲学家奥斯丁首先提出，该概念用以描述指涉活动的语句而不是已存在事物的状态。卡隆（Callon，1998）从奥斯丁（Austin，1962）、巴恩斯等（2004）和拉图尔（Latour，1987）较早期的理论中总结出操演概念，并将其用于解释经济学理论如何演绎和塑造经济活动。麦肯齐把操演概念运用于科学知识社会学，以期打开金融市场的"黑箱"。在他的访谈录里，麦肯齐等（2013）指出了操演概念的适用范围：

> 试想天体物理学家坐在那儿，写下他们认为可以描述太阳内部核子反应的方程式，我们一般不会认为这个方程式会对太阳内部的核子反应产生任何影响。但如果我是一位期权理论家，写了个定价的方程式，那么这个方程式就不会仅停留于我的学术文章中，大家会开始将其运用于期权市场。

操演之所以适用于经济学研究是因为在经济活动中，人们会按照理论来"引导自己所从事的经济活动"（麦肯齐等，2013）。因此一套知识体系（理论模型）在经济活动中不仅起到描述的作用，还产生效用。"经济学的理论、模型不仅仅是对研究现象的客观反映，还重新塑造了经济实践本身，使得经济现实与经济理论相符合，既是经济现实的描述者，又是经济现实的操演者和行动者"（陈氜，2013）。与经济学的行动逻辑相类似，在医疗情境中，一项医疗实践同样既描述着疾病，又在治疗过程中产生效用。而在医疗实践中的行动者除了医护人员、患者及家属等主观参与者，还包括整个医疗情境中的客观存在物：医疗设备、药品、空间秩序等。

　　无论是拉图尔的行动者网络理论，还是卡隆和麦肯齐的操演概念似乎都在解构抽象的科学技术知识，让我们意识到科学技术知识这种看似普遍化的知识也是由人类行动者和非人行动者不断地在社会网络中运作，才能成功地解释并塑造现实。因此，操演论是一套把抽象知识重新嵌入社会互动的理论。换句话说，拉图尔、卡隆和麦肯齐的工作都是让人们意识到科学技术知识（普遍知识）并没有那么神秘，它们也是具有地方性（实验室环境）特征的知识在社会脉络中经过磋商和协调，最终被塑造出来的解释能力有限的知识。"某个理论发明或技术的科学家、发明家或工程师，他／她的理论发明或技术所建立的网络（包括物质资源与社会人脉）越大，他／她和他／她的主张就越能生存下去"（刘文旋，2017）。

四　地方性知识与科学技术知识

1. 地方性知识

地方性知识，又称民族知识或本土知识。美国著名阐释人类学家克利福德·吉尔兹（Clifford Geertz）作为地方性知识的代表人物，提出地方性知识是一种本体性知识，主要源于特定文化背景下自然而然的、固有的东西（吴彤，2007）。在吉尔兹解释人类学的视域下，地方性知识主要强调"地方性"，即这种知识形态主要与特定群体及其行为方式、思维方式以及群体所处的自然环境和社会文化有密切联系（吉尔兹，2004）。由此，吉尔兹总结了地方性知识的三个特征：（1）地方性知识是非普遍性知识，它不能被跨时空范围内的其他群体所了解和运用；（2）地方性知识是非现代性知识，其部分理论体系不能被现代科学所验证；（3）地方性知识由特定地域中的特定群体所掌握，只有处在相同情境和知识体系下才能通用（吉尔兹，2004）。

地方性知识作为一个越来越受国内学者关注的概念，在人类学、哲学、科学技术社会学领域被广泛讨论。从生态人类学视角来看，其主要强调地方性的自然环境特征和社会文化生产之间的长期互动形成的具有区域特色的知识体系，这种知识体系主要服务于特定的民族或者族群，具有鲜明的民族归属性和地缘性（杨庭硕，2005）；袁同凯则强调在研究时需要用"情景的逻辑"去看待当地的文化知识（袁同凯，2008）。学者列举了人类历史上被西方入侵、开发、强占的落后地区和民族面临的被迫现代化过程中的生态环境恶化。西方的工业化和科学技术成为制造问题但无法解决问题的外来统治力量的武器。而被边缘化或驱逐的地方性知识应该被重新加以利用，才能解决当地的环境生态危机。从哲学与逻辑学的视角来看,盛晓明认为不能仅仅把"地方性知识"看作一种知识的分类,而是应该关注知识在其形成过程中所需要的情景,即"情景性"(context)或者"环境性",特定的历史条件所形成的文化(或亚文化)群体的价值观以及特定的利益关系决定了该群体的立场和视域(盛晓明,2000);叶舒宪则从批判知识逻各斯中心主义出发,认为地方性知识最大的作用和意义在于批判了以西方正统知识为中心的逻各斯主义,并对这种正统知识体系加以解构,进而反对西方的文化霸权主义(叶舒宪,2001)。

综上所述,我们可以从人类学的视角给"地方性知识"下一个定义,即地方性知识是在一定的地域范围内,由特定人群与周边自然和社会文化环境不断相互作用和互动,逐渐形成了一套固定的、具有地方特色的文化现象,这种文化现象通过代际互动不断延续和丰富。这种知识形态具有特殊性、情境性、不可通约性,离开了其产生的自然环境与社会文化,地方性知识就很难发挥出相应的作用和意义。

由此,我们可以看出,地方性知识是现代性的产物。全球化兴起所带来的"现代性"叙述框架,使各个学科基本上表现为世俗化、专业化、统一化、理性化、科学化和西方化。与此同时,全球化的快速发展也带来了一系列"副作用":一系列后学慢慢涌现出来,后学中的诗性思维其实就是对理性思维的一种反叛。以诗性思维为代表的后殖民、后工业、后冷战、后结构主义、后形而上学等一系列后学都体现出了对现代理性思维的质疑和批判，它们主要的批判对象就是理性思维、理性主义所秉承的总体理论、全人类性、大叙述、权威等思维观。吉尔兹在《地方性知识：阐释人类学论文集》一书中，在后殖民主义这一章节中阐述了地方性知识，后殖民主义认为殖民者将整个殖民地作为自己的实验室，以西方的文化观念和文明为准绳去驯化和衡量"他者"文化，这是一种不合理的方式（吉尔兹，2004）。而真正正确的方式应当是以"文化持有者的内部眼光"去考察地方性知识，以文化人类学家为中介，来试图转述、解码、整合和表现当地的文化和心声。此外，在解构主义思潮的影响下，越来越多的学者开始对理论范式和知识本体论产生怀疑，这种怀疑一方面来自全球经济加速分化以及世界各地区权力不平等所带来的压力；另一方面来自人们对于"地方性知识"的关注不但没有使人们意识到来自西方知识的霸权，反而加深了东方和西方、贫困与富裕、强者和弱者之间的权力不平等（杨小柳，2009）。1960年以后，以克洛德·列维－斯特劳斯（Claude Levi-Strauss）为代表的结构主义学派又逐渐掌握了人类学和社会学的理论话语权（列维－斯特劳斯，2006）。西方话语体系的霸权被抨击，西方被迫关注其他落后地区的发展。在这种情况下，为了回应、反对和批判这种主义，重拾对个性、地方、差异的尊重，地方性知识应运而生（杨庭硕，2005；次仁多吉、翟源静，2011）。

2. 科学技术知识的地方性特征

"地方性知识"在科学技术与社会（STS）领域引发的

争论和反思把这个源自人类学的概念带入现代社会的视域，大大拓宽了"地方性知识"的内涵和外延。科学哲学家劳斯（Josep Rouse）首次在科学技术与社会领域中使用了地方性知识这个概念，虽然和吉尔兹都使用了"本土知识"（local knowledge）这个词语，但两人是依据不同的逻辑体系来对地方性知识进行阐释的（曾点，2018）。

　　科学技术与社会研究中涉及的地方性知识所指向的是一种哲学意义上的理解。它指的是知识的本性就具有地方性，包括科学知识这种普遍性知识的代表也只是一直被规范化和标准化了的地方性知识。劳斯所阐释的地方性知识和吉尔兹所理解的是完全不同的。劳斯认为，传统科学哲学常以理论优先，这种把理论奉为圭臬的视角自始至终都脱离了知识生产的特定情形和持有知识的特定人群，把这种"空洞"的、没有基础的理论视为科学知识，显然与现实不符（劳斯，2004）。劳斯认为，应该从理论的对立面即实践出发，只有通过实践才能产生知识，科学知识只是把某一地方性知识改造成看似具有普遍性特征的知识（劳斯，2004）。在《知识与权力——走向科学的政治哲学》一书中，劳斯进一步阐明了自己的观点，她认为知识的生成和权力有关，这一点深受福柯的影响，福柯对于知识和权力的阐释启发了劳斯（劳斯，2004）。因此，劳斯从权力和知识的逻辑关系出发，理顺了科学知识或普遍性知识生成的路径：首先，科学实践得以进行的前提是需要一个固定区域即实验室，该独立空间就已经具备了"地方性"的特征，为权力和知识的生成提供场所。其次，在"实验室"实践中所形成的知识和经验为下次实践提供了依据和帮助，成为下一次实践的参考依据。这种对地方性经验的不断吸收，使科学知识更容易传播，同时，实验室的参与者有可能成为下一次实验参与者，从而使之前形成的地方性经验得以传播。这些积累已久的"经验"在经过标准化与去情境化后推广至实验室之外的社会空间，如此往复，原本具有地方性特色的经验会随着应用范围和概念的扩大而逐渐失去地方性的印记，最终变成更多人能够接受的普遍性知识（劳斯，2010）。通过实验室中地方性情境的实践，科学知识最终被"转译"以适用于新的地方性情境（劳斯，2010；刘永谋，2014）。

基于此，劳斯认为根本不存在普遍性知识，所谓的普遍性知识实际上都是地方性知识经过标准化过程而导致的表面普遍性（劳斯，2010）。从实践的观点来看，一切知识包括科学知识都是地方性知识，科学的本性也是地方性的，这是因为一切科学活动都是在限定的情景下被生产出来的，这种情景是局部的、限定的。西方科学知识之所以能被大多数人认同成为所谓的"普遍性知识"，是因为这些知识都是科学家转译的结果（汪德飞，2011）。

现代西方医学知识和传统的中医知识可以看作科学知识和地方性知识的代表。学界对于中西医知识是否存在本质的区别一直以来存在争议。从西方医学的发展史来看，西方医学在进入以循证为治疗核心之前与中医有许多相似之处，其治疗主要依赖药剂，且以草本植物药剂为主。而在解剖学家对人体进行研究之后，西方医学才开始发生质的变化。之后微生物（细菌）的发现与解剖学一起为西方医学知识的标准化和普及化奠定了基础。以西医为代表的现代医学知识被认为是实验室背景下的客观的、标准化的、普适性的知识。而中医、民族医等传统医疗知识则被认为是地方性的、场景性的、非标准化的知识。刘兵（2014）认为在医疗领域，中医与西医是两套完全不同的知识体系，即使在相同的历史文化背景下，中医也不可能发展为西医。中西医之间是不同范式的科学。所谓的中西医结合只是"一个虚幻的理想"，其实是西医对中医的改造。从现代的制药案例中，我们确实能找到许多地方性知识通过标准化的过程向西方科学知识靠拢的成功例子。例如，屠呦呦团队通过在传统中药青蒿中提取青蒿素，把青蒿素用于治疗疟疾，因此获得诺贝尔生理学或医学奖。屠呦呦团队所用的乙醚提取法是数理实验方法，而原材料则是传统的中药。在这个案例中，地方性知识与生物化学实验知识在实验室的环境下获得了完美的结合。吴彤（2014）也通过讨论治疗伤寒的中药麻黄汤如何通过提纯和标准化的过程被制成西药片剂麻黄素来说明地方性知识普遍化的可能性和存在的问题。中药具有"君臣佐使"这一地方性的开药原则。因此中药"麻黄汤"的成分为：麻黄、桂枝、甘草、杏仁。其中麻黄为主要成分，是君药，不可或缺。但是作为辅药的其他三味药则可以依据患者的不同身体状况、所在地域条件、工作饮食等不同特征进行个体化的调整。西医西药遵循标准化的特征，将麻黄汤中的主要化学物质"麻黄碱"进行提纯后制成"麻黄碱苯海拉明片"。"这样，它（麻黄）也可以标准化、普遍化，成为脱离个体而成为治疗某类疾病的药剂"（吴彤，2014）。这样的标准化和提纯过程体现了中药其实具有可以被标准化和普遍化的特征，但是在这个标准化的过程中，中药的个性化特征和配药中"君臣佐使"相互作用降低各自的毒副作用的功能被破坏。因此，可以说地方性知识的标准化过程也可能是知识中精华部分的流失过程。

五　小结

本章梳理了社会科学中以科学知识为研究对象的学科发展史，尝试打开科学知识的"黑箱"，解释科学知识区别于其他社会知识，被认为具有客观性、真理性的权力的原因。首先是库恩的科学哲学范式，从科学知识形成的过程看具体学科的知识在社会环境中形成的规律，并对科学知识和社会知识的特征进行了区分的科学哲学思想。其次是进入解释社会学范式的建构论：爱丁堡学派的"强纲领"和巴黎学派的"行动者网络理论"对科学知识本身的解构。科学的社会建构论学者强调在社会的脉络里看科学知识被接受的过程。这个过程并非如默顿论述的在宗教改革和资本主义经济的双重推动下自然而然地成为社会需要的产物，而是科学技术积极地在社会情境中获得合法化地位的过程。劳斯（2004）强调科学的实践性特征。拉图尔（2005）讨论科学知识积极地通过建立异质性网络以各种策略扩大自身影响力，演绎自身的合法性。最后通过比较地方性知识与科学知识的地方性特征这两个概念说明科学知识的本质。西方化和现代化的话语体系赋予了科学知识这种带有强烈地方性特征的知识标准化、普遍化的能力，使其被"转译"为社会认可的客观化的放诸四海而皆准的知识。科学知识也因此获得了权力，成为主流的知识话语体系，从而边缘化其他地方性知识。

第二章
后现代背景下的医学知识、权力与信任关系

一 医学知识的社会建构

在社会学领域，对于医学的研究包含以下三个理论视角：结构功能主义、冲突主义、建构主义（乐普顿，2016）。我们聚焦医学知识在社会中的形成和发展这一特定的议题时，已经选择了建构主义的视角作为研究范式。正如第一章对于知识的社会建构的讨论，医学知识的社会建构论也同样面临学术界的批评和误解。我们需要认清的是，"建构主义并不主张病患是一种假象"（郭燕霞、赵万里，2012），而是强调医学知识与其他知识一样是一种社会产品，是情境性的、文化性的，更是权力关系的产物。

福柯一直以来被认为是强建构论者，他通过批判式的论述把医学作为一种知识的形成过程细致地呈现出来，并在此基础上结合政治和机构讨论医学知识与权力之间的关系。流行病就是福柯在《临床医学的诞生》一书中讨论的

典型案例（福柯，2001）。在对流行病的认知和防控过程中，医学知识得以生成，并获得医学知识用以指导生活行为规范的法律保证。在《医疗与帝国：从全球史看现代医学的诞生》一书中，作者也讨论了坏血病的发现和治疗的相关知识如何牵涉 18 世纪医学与海军的改变。坏血病表现出来的身体腐败的特征把患者与道德败坏和堕落联系在一起。借由对疾病的治疗，海军强调纪律及适当工作的美德（查克拉巴提，2019）。

1. 现代医学知识在中国被认可和接受的过程

现代社会对于西医医疗体系和知识的信任已经深深植根于人们的认知与日常生活中，即使是处在偏远地区、处在相对较为传统的生活模式下的人们也基本认可西医对疾病的解释和治疗的能力。虽然如此，我们不能忽视西方医学知识曾经经历漫长的过程才在中国获得信任和认可，成为被人们信赖的疾病治疗方式。大量医学史学者对各自关注的医学知识如何传入中国的过程进行了卓有成效的研究。张嘉凤对 19 世纪牛痘这种新的防疫技术由贸易公司从英国引入中国的过程进行了细致的研究（张嘉凤，2007）。牛痘传入中国以出版图书作为知识引入的媒介，以疗效确定地位，以吸引更多当地医者学习新方法的运用作为手段进行传播。推广种痘的公司不但免费传播新知识，还提供种痘所需的疫苗与工具，吸引更多的民众参与，帮助了知识、技术和新方法的推广。推广者同时注重与当地有基础的本土防疫知识（鼻苗法）的联结，通过借鉴和使用旧法的词语来表述新法，从而获得民众的好感与熟悉感，争取到信任与认同，使新法更易推广（张嘉凤，2004；张嘉凤，2007；梁其姿，2012）。再通过"新""旧"法的效果对比，通过介绍种痘者的亲身经历来加强新知识的说服力。吴章等以肺结核为例，阐释了西方医学知识在传入中国的过程中如何与社会背景相结合，在能动与互动中建构现代中医知识。"西方科学和医学表面上的全球扩展乃是通过一个复杂的协商过程与调适的过程而出现的，这种协商和调适见证了外在的权力关系与当地人群的创造性"（吴章、布洛克，2016）。这一过程挑战了西方科学知识被赋予的不证自明的优越性和真理性。细菌学说作为一种起源于西方实验室环境下的地方性知识，在世界范围内的显著传播并不是一蹴而就的，其中彰显了知识在不同区域情境下如何被解释、被当地社会接纳的过程。这其中体现了"评估"与"重新协商"两个概念的重要性。而在现代专科医院的医疗场景下，我们很难看到医学知识和治疗方案被"评估""协商""被接受"的过程。医疗日益发展为一个官僚体系，限制了患者作为行动者的权力，以医疗系统中的知识区隔、行政手段、流程的时空分割等方式阻碍了患者发挥其主观能动性（这部分内容将在第三章中结合案例详细论述）。

2. 以现代医学知识为基础的医疗系统

西方文艺复兴，人脱离神权获得自由。自由催生了现代科学，同时也极大地加速了资本主义经济的发展。前者主宰了人类对物质世界的认知，后者不仅统御了西方的政治、经济、社会的意识形态，而且扩散到全球几乎所有地方。科学和资本的崛起及联合，对现代医学的发展方向及实践模式有着深刻而久远的影响，是现代医学诸多现象背后最深层次的力量（韩启德，2020：1-6）。

　　医疗系统是国家内由卫生部、立法委员、医生和其他负有监督人口健康状况的法律责任的专家进行劳动分工的产物（Leslie，1980）。站在今天，由于现代医疗卫生体系在中国从农村到城市各个层次的建立及完善，我们发现它已经呈现边缘化传统医疗知识体系的特征和能力。例如，以中医为代表，包含各种民族特色的传统医疗在中国的疾病治疗和健康体系中日渐式微，甚至很难获得社会主流的信任。大众认为我国的传统医疗只能作为疾病治疗的辅助手段，甚至被认为是西医无能为力后方可寻求的姑息疗法，抑或是年长的缺乏知识的人用以养生的方法。

　　如果说医学的起源是一种充满情境性特征的实践，那么其中包含着大量当时生活背景下医者与患者的互动。例如最早的看病结合占卜、巫术和宗教信仰仪式等，逐步发展至一种没有理论指导的实践与实操，包括草药的运用、炼丹和早期的钻颅等手段。随着对身体内部运行机制与规律的探索，人们日渐形成了身体观与疾病观，在古希腊和中国都产生了医学理论。"西方医学之父"希波克拉底认为人的身体由四部分组成，它们分别是血液、黏液、黄胆汁和黑胆汁；中医认为人体是阴阳调和的产物；藏医"四部医典"指出人由三种物质——隆、赤巴、培根组成。这个时代的理论主张疾病是由物质的不调和造成的，因此要远离疾病给身体带来的痛苦，就要顺应自然，建立合理的生活方式以达到身体各种构成的平衡。针对患者的治疗虽然能起到一定的缓解和安慰作用，但这并不是治病的全部活动。"有时治愈，常常去帮助，总是安慰"就是当时医者的真实写照。因此，如果把医疗作为一种情境性的实践，把医学知识作为经验的总结，医学的起源就是以患者为核心的、围绕病人的苦痛展开的一系列与当时生活环境及文化背景紧密相连的尝试。

韩启德院士在《医学的温度》一书中清晰地区分了医学科学与医学技术，同时阐明了现代技术与医学之间的关系。没有现代技术的进入，医学领域的治疗手段在相当长的时间里处于传统的阶段。19世纪末20世纪初现代技术进入医学科学后，经过二者的结合，相互促进、相互推动，医学进入了新的模式。

医学科学与医学技术的发展相辅相成。人类文明发展到工业文明，技术的发展以科学为基础，同时又为科学进步创造了最好的条件，但两者发展常常不同步。比如，16世纪解剖学成熟，17世纪生理学建立，18世纪病理学诞生，19世纪微生物学飞速发展，但是由于这些医学科学的成就没有与现代技术相结合，因此医学技术总体止步不前……直到 19 世纪末 20 世纪初，现代技术迅速进入医学领域后，医学技术才突飞猛进。20 世纪中期后，科学与技术之间的距离日趋缩小，科学成果迅速转化成技术，技术手段的进步又力推了科学研究，科学与技术的发展势不可当。医学也是如此（韩启德，2020：105）。

现代医疗系统建立在科学技术与医学知识结合后形成的标准化知识体系上，对于现代医学知识的权威性的过度强调其实忽略了医学知识的地方性特征。正如现代数理实验科学知识实际上是一种实验室环境下产生的地方性知识，这种知识的本质就是不确定、不断发展、不断被挑战的新旧知识更迭的产物。现代医疗从细菌的发现起，逐渐由临床症状、候诊主导的确诊走向以实验室环境的化验结果为确诊依据的循证医学，再进一步走入实验室中对人类基因等身体密码进行破解的精准医疗。这一系列的知识都在制度性的反身性的前提下被医疗技术的使用者作用于患者的身体之上，所产生的后果必然是知识不断地被反思性地用于理解自己的身体，疾病治疗过程中的信任关系则变得相当脆弱，正如吉登斯所说的"建立在流沙之上"（吉登斯，2000）。因此建立在现代医学知识上的医疗系统同时面对两方面的难题：第一，标准化的现代医学知识和技术对传统医疗知识的排斥和边缘化；第二，知识的自反性带来的系统自身对于知识的反思性和不确定性。

二 医疗场景下的知识与权力

20 世纪 50 年代，以帕森斯为代表的社会学家提出医学的社会控制功能，将"医疗化"理论引入医学社会学研究中。"医疗化"理论认为，随着医学技术的扩张，生活中原本不属于医疗的部分逐渐被医学知识解释并成为医学问题，加入医疗制度安排之中。在过去，生物医学的兴起赋予了医学知识垄断性的权威地位，身体往往被视为医疗仪器所定义的无声客体，医学观点认为"人体像一台机器，疾病是这台机器的故障，医生的职责是修理这台机器"（考克汉姆，2014）。从结构功能主义的视角看，医学知识天生带有权力的优势。

首先，医院获得了定义疾病的权力。自 19 世纪末期起，医院逐渐成为医疗活动发生的特定的和最核心的场所（方崇亮、刘丕岩、姜桂英，2002）。医院内部的基本秩序建立在疾病分科的基础上，内科临床对众多特定疾病的实体进行诊断。临床知识使综合医院的重要性提升。医院通过统一的方式记录临床资料，注重对疾病的命名，成为提供疾病正式分类系统知识、高效地救治和照护病人的综合性场所。除此之外，疾病的图景还被写入教科书。医学生通过学习疾病分类，与实践中的疾病实体相结合形成概念化的建构，在医院里组织自己的治疗和诊断行为。随着医疗技术的不断进步，在 20 世纪医院作为研究、教育场所的地位不断被强化。医生训练制度的规范化、职业管理与现代政权和体制紧密勾连。除此之外，护理技术也发挥了非常重要的作用，使医院成为城市医疗保健和精英医生的阵地。20世纪后期影像技术、免疫学和细胞学的发展又取代了对疾病症状的简单外在观察等，成为更加精确的疾病确诊的方式，为患者提供准确的治疗。医院通过技术和知识的结合形成了一套看似客观的常规工作结构和医疗系统中各部分可以相互沟通的语言。整个现代医疗系统形成和合法化的过程赋予了医院定义疾病的权力。

其次，医学专家获得了主导疾病议程的权力。作为掌握专业知识的主要行动者，医学专家（包括医生、技术人员、护理人员等）在医疗场景下的位置决定了他们的主导权。福柯认为，医疗系统是典型的监督系统，内部充斥着因专业知识产生的权力关系。在医疗环境中，医学专家检查、触摸病人暴露的肉体，病人默许并配合医学专家的检查与询问，坦白并积极提供更多的疾病感受，但他们对这些程序几乎一无所知（乐普顿，2016：40）。医生的白大褂体现了医生在医疗场景中的地位，白大褂象征了权威、客观和实验室科学的权力（Krantzler & Mullen，1980）。除此之外，内科医生时常挂在脖子上的听诊器则是医学技术和医生借此观察身体功能的象征，它使医生和病人处于不平等的权力关系之下。从福柯的理论来看，病人被置于医生的目视之下，就是让渡和放弃身体主权的过程。医学专家对疾病议程的掌握还体现在医患沟通之中。医生通过控制话语的内容、进度、方式控制谈话，抑制患者的话语权，使医患沟通形成以医生为中心、患者被驱遣和被动接受的模式（涂炯、亢歌，2018）。

最后，非专业知识的行动权力。人们依据自身的生活经验和身体体验而总结出的非专业知识是近50年来获得社会科学界重视的议题。患者（特别是长期患病的慢性病患者）在治疗过程中具有学习专业知识并且结合对于自己身体状况的了解而形成经验性知识的能力，例如艾滋病患者群体通过学习成为"专家病人"（Taylor & Bury，2007）。随着互联网的普及，患者更容易从网络交流中获得对疾病治疗有用的专业知识和经验知识，这也成为患者权力的重要组成部分。患者在进入医疗系统之前大致要经过以下几个过程：第一步，身体不适，运用日常经验自我治疗；第二步，在没有效果的情况下会求助身边的亲友，通过亲友的日常经验使用一些疗法、药物；第三步，进入医疗系统就医。在前两步，患者对于非专业知识（地方性知识）的使用处于一种自然而然的状态，这时地方性知识就是人们的生活经验、日常知识、不需要多想就会用的知识。但是进入第三步，知识被置于机构与系统之中时，则必须通过行动才能获得合法化地位的确立。例如在鼻炎癌手术的预后问题中，患者的非专业知识就起到了积极的作用。广东地区鼻炎癌患者在术后常常感到口鼻干裂带来的疼痛与不适。医院能提供的含有甘油等缓解不适的药品并不能有效解决患者的问题。广东潮汕地区的患者发现自己家乡土法生产的一种茶籽油对口鼻干裂的症状有很好的疗效。广东潮汕地区本来就是鼻炎癌的高发地区，而来自当地的患者利用自己的生活经验和身体体验产生的非专业知识，有效地解决身体的不适，为鼻炎癌术后康复提供了有效的途径。

从第一章对科学知识的解构中我们看到，知识需要通过在社会脉络的传播中获得权力。行动者网络理论的核心观点指出：科学不是已经形成的结果，而是形成科学、制造结论和物品的一连串行动，科学知识的生产是由人类行动者与非人行动者（如工具、观念、被研究对象等）所构成的异质行动网络来决定的，异质网络中的行动者通过转译的方式不断地扩大行动网络，其理论主张也就随之得以生产和发展（刘文旋，2017）。同样在对医学知识和权力的研究之中我们也看到，在医疗实践的微观过程中，知识生产、运用形成了医疗场景下的权力关系。在医院的医疗场景中，医生作为专业知识的掌握者，拥有定义疾病、主导治疗方案、控制疾病议程的权力；护理人员则因专业的护理知识掌握着规训住院患者的生活的权力；患者则因掌握对自己身体的经验性知识这种非专业知识获得一定的行动能力。

三 医疗系统中的信任关系

医疗系统中的信任关系存在复杂性和变化性的特征。甚至有学者这样评论医疗系统中的信任关系："既对科学医学高度信任，又对可获得的医疗存在广泛的不满"（罗森伯格，2016：7）。虽然罗森伯格用这句话来形容美国医疗的悖论，但这一悖论在我国的医疗系统中同样存在。现有关于患者医疗决策的信任关系的研究指出，患者在做医疗选择时的信任对象及顺序是：第一层次，技术和疗效；第二层次，收费和开销；第三层次，人文和情感；第四层次，流程和体验（郭小聪、杨颂德，2017）。但是在就医过程中，患者的信任关系与决策时呈现较大的差异。现有研究指出，信任缺失的源头是患者在医疗过程中感受到的强烈的不公平感（包括医生对医疗议程的控制、医患矛盾）；医生缺乏应对纠纷的训练；制度上的激励机制与医疗费用等问题（Tucker，Cheng，Wong et al.，2015）。那么在这样一种悖论的信任关系之下，具体信任对象之间的关系如何呢？本节将对医疗系统中的信任关系一一进行分析。

1. 医患间的人际信任关系

人际信任是社会学家卢曼提出的概念，是一种以信任者为基础的信任关系，指对他人的爱或诚实的信念。在中国一直有"医者仁心""仁心仁术"等对医生的高尚道德和医术的颂扬的表述，这代表了中华文化之中对医生有很强的人际信任的基础。从医学的发展历史来看，医生最初确实和患者之间保持着相当密切的人际交往。医生会定期到患者家中看诊、随访、了解患者的身体和生活状况，并且与患者家中的其他成员保持良好的人际关系。医生甚至会成为患者及其家人的朋友，更多的时候是聆听病人的不适和对其进行安慰。在西方，医学发展的早期，医生也常常处于这样的位置，更多的时候是用言语对病人进行安慰和安抚，而没有显示多么高超的医术。希波克拉底说，医生有三样法宝：语言、药物和手术刀。医生不应该忽视"语言"这味最具温情的药。由此可见，与患者建立人际信任是长期以来医生的重要职责。

现代医疗体系中的家庭医生（全科医生）还承袭这种传统的医患关系，例如英国的家庭医生系统。社区居民与签约的家庭医生保持长期被服务与服务的关系。除了疾病诊断和治疗外，家庭医生的服务还包括健康咨询、家庭计划和疾病预防。患者可以向家庭医生咨询任何身体和精神健康问题、生育计划、体检、免疫、长期保健等。社区居民可能从儿童期起就与固定的家庭医生建立定期问诊关系，并在这个过程中形成良好和稳固的人际信任。家庭医生还是社区居民与专科医生之间的连接者与守门人。当居民患病需要前往专科医院就诊时也需要先咨询家庭医生，并在家庭医生的转介下前往专科医院对应的科室就诊。现有研究指出，患者与他们的家庭医生之间产生"托付"信任的关系：家庭医生对患者作为"一个人"的整体关注度越高，对患者倾注越多的关心则能获得患者越多的信任（Skirbekk et al.，2011）。国内有关村医的调查指出，村民与村医之间存在较为强烈的人际信任关系，而随着医疗服务更加专业化和制度化的发展，未来基层医疗将呈现人际信任与制度性信任叠加的发展趋势（房莉杰，2009）。

2. 医患间的系统信任关系

在关于现代性的系统信任的论著中，吉登斯指出，制度性的反身性是系统信任的前置条件。人们在一种"结构二重性"和"双重诠释"的基础上建立的对于系统的信任，使这种并不牢固的信任关系不断地随着新知识的产生和人们对新知识的获取并用以反思自我生活的过程而变化。看上去人们理性地基于知识选择了自己投放信任的对象，事实上则是人们在变化的、不确定的后果面前进行同样充满不确定性的选择。

> 但是现代性的反身性实际上削弱了知识的确定性，特别是在自然科学的核心领域。科学依靠的不是各种证据的归纳性积累，而是怀疑这一方法论原则。一个特定的科学信条，即使可能被十二分地推崇，外观上也建设得相当完美，但在新的思想或者发现面前，它还需要随时接受修改，甚至被完全抛弃。现代性和激进怀疑之间的这种总体性关系一旦被公之于众，不但会让哲学家们惊慌失措，对普通个人也不只是存在性的烦恼（Giddens，1991：21）。

现代性的断裂性特征使人们失去了对传统的那种确定的信念，而又无法把这种对确定性的信念的需求投放到现代系统中。例如，在传统社会中，疾病带来的死亡固然使人们感到恐惧，但是在宗教的教义中死亡往往是痛苦的结束，作为信众的人们确定地相信生命结束后自己可以去往一个更为美好的、没有疾病苦难的世界。这种传统带来的确定性的信念指导着人们面对疾病和生死的态度。这种态度或许是安然和泰然处之的。而在现代社会，随着医疗系统的建立、疾病治疗技术的日益成熟，人们反而要面临大量疾病治疗的不确定性。这时制度性的反身性使人们对以知识和技术为主导的疾病治疗过程充满了反思，由反思带来焦虑和对制度的将信将疑；对医生的专业性既崇拜又怀疑。这种对于专业知识的一体两面性，正是在现代医疗体系中患者和医生之间的系统信任关系的基本特征。厘清这种信任关系首先要揭示医疗系统的抽象性特征。吉登斯在《现代性的后果》一书中这样论述抽象系统中的信任关系：

　　现代性的这种反事实的、面向未来的特征，在很大程度上，是由抽象体系——其自身的特性中渗透的业已确立的专业知识的可信任性——中的信任构建而成的……一般非专业人士对专家体系的依赖，不仅（像前现代时期的许多情况下那样）关系到如何从各种彼此孤立的事件的既定普遍性中获得安全感的问题，而且更关系到在专业知识不仅提供如何计算得失的方向而且实际上创造出（或者再生产出）事件的普遍性的情况下，作为（一般非专业人士）不断反思地运用这些专业知识的结果，如何计算利害得失的问题（吉登斯，2000：72）。

第一，现代权威医疗机构，特别是以专科著称的三甲医院的医疗系统中，医患信任关系越来越趋近吉登斯所描述的这种抽象系统中的信任关系。缺乏医疗专业知识的患者在医疗场景下依赖医学专家采取一系列的检查手段，结合行医过程中长期积累的经验知识对疾病进行确诊并设计治疗方案。医疗检查技术的日益发展，一方面使疾病确诊更加直观化和具体化地呈现在医生和患者面前；另一方面又不断强化着医疗知识在疾病确诊和治疗中的权威性。患者从求医到确诊再到治疗的过程中，往往都处于知识缺乏的状态。从吉登斯的理论来看，患者在这一过程中首先处于缺乏知识，并配合治疗的盲目信任阶段。这一阶段的信任带有强烈的缺乏选择的盲目性。然而，随着疾病的复杂性的提高，疾病治疗面对更多的不确定性和风险。更多的专业知识并不代表医生因此而拥有更高的疾病治愈能力。所以医患间的信任关系在现代医疗体系中，越来越类似于科学技术与社会领域所讨论的、围绕风险而形成的专家与非专家之间的信任关系。与疾病相关的医疗知识成为判断风险的依据，医生与患者的知识由于无法形成有效沟通，患者无法参与到疾病治疗议程之中。患者在疾病的确诊和治疗中处于被剥夺了主体性、被动地接受治疗方案的状况。一旦患者面对治疗效果不佳或者治疗手段失败导致的医疗后果时，医患信任关系则面临崩塌的危机。患者会反思自己在接受医疗的过程中缺乏参与能力，无法向医生表达自己对疾病治疗的风险的担忧，无法分享自己的疾病体验和疾病相关生活经验的医疗体验。患者还会回溯在疾病治疗过程中疾病风险沟通严重不足等问题。知识的自反性带来患者对于医疗手段和过程的反思，怀疑医生在没有了解患者自身的非专业知识和经验的前提下做出的治疗决策是否真的适合患者的实际情况。在这样的背景下，现代医疗体系作为一个抽象系统，医患信任关系既存在初期的盲目性，又存在不确定的医疗效果带来的脆弱性，同时伴随患者在整个医疗实施过程中的反思性。

第二，在医疗场景内，医患信任关系中涵盖大量的符号意义。在有关医疗方面知识缺乏的情况下进入医疗场景中的患者会依据符号意义建立信任关系。符号信任包含了对医生角色的信任、对医生职业化身份的信任、对三甲医院"招牌"的信任等。只要能力许可，去大医院找有名的专家诊治成为患者求医过程中的首选。医生带着个人和社会身份特征面对患者。当患者进入医生的诊室与医生见面时，他们投放信任的符号是医生的身份，以及他们对这种身份投放的期待，例如"医者仁心""大医精诚""仁心仁术"等。患者期待大医院的医生既能提供高质量的医疗服务，同时还有高尚的医德以及对病人无私的爱与奉献的精神。这些都是附加在医生这个职业身份上的符号意义。随着医疗体制改革的进一步深入，就医过程中患者往往要在高水平的医疗机构花费大量的金钱。有研究指出，患者越来越以一种"用户"的身份判断自己对医疗系统的信任，而不是以一种"市民"的身份把医疗作为一种公共服务进行评判（Calnan & Sanford，2004）。因此，医疗活动又带有消费活动的符号意义。患者同时是消费者，对于付出的金钱期待交换到高水平的医疗技术和医疗服务。患者在进行就医选择时用的这一套含有大量符号意义的信任关系在现实中往往无法实现。高水平的医疗必然造成人满为患的现实困境。三甲医院有限的医疗资源常常让患者抱怨花了大钱却没有获得相应的医疗服务和体验。因此，强烈的剥夺感也导致了医患信任关系难以建立的困境。

第三，医患信任关系的建立还离不开患者对医疗体制信任的依赖。患者对医疗体制的信任指患者信任国家关于医疗的政策、结构安排、规则和设施等有利于自身获得更好的保障（房莉杰，2009）。其中的具体内容包括：相信医疗保障系统的有效性；相信医院收费的合理性；相信医生以治病而不是牟利为己任；相信在发生医疗纠纷时能获得中立和可靠的仲裁等。在做出医疗决策的时候，患者实际是基于现在的信心对未来的结果做出选择。患者在就医选择上的信任排序为：医术和疗效、收费和开销、人文和情感、流程和体验（郭小聪、杨颂德，2017）。从这个排序来看患者预判的"医术和疗效"，对应上述抽象系统中的专家信任和符号信任。医生的专业知识和专家身份成为患者决策时的首要考虑。而作为第二选项的收费和开销则体现了患者的体制信任。虽然在做出就医决策的时候把医术和疗效放在首位，但是当患者实际就医时，不信任的问题则更多地体现在担心医疗机构的逐利性和医疗保险制度不完善带来的利益问题、医患沟通不足、不合理的医疗损伤责任制度等方面（齐晓霞，2020）。国有大医院作为国家体制内的机构，一方面在医疗技术过硬、降低治疗风险、保证医生专业性方面给予患者信心；另一方面又以自负盈亏的身份成为市场主体，在运营压力下不得不把高昂的医疗费用转嫁给患者，成为被质疑的对象。同时医生也提出体制信任的缺乏是医患信任关系难以建立的重要诱因（聂精保等，2018）。患者普遍感受到的是到社区医院看病得不到医疗专业水平的保证，到大医院则面对"看病难""看病贵"的问题；而医生则面临政府医疗投入降低导致的收入困境、患者的质疑甚至暴力伤医等问题。

第四，医患间的信任是一种情感的体现。大量的文献把医患间的信任作为一种关系加以讨论。而从米德的"镜中我"理论出发，信任还含有大量的情感意义。自我通过他者对自身的反应来判断他者的可信程度。当患者对掌握专业知识的医生投放信任的时候，他们已经接受了自己对医生专业知识的依赖。因此，当医生与病人进行与病情和治疗方案有关的风险沟通时，他们是不可能建立所谓的互信关系的。患者需要在基于本体安全的基础上对未来的结果投放现在的信任，而患者并不具备判断这个结果是否存在危险的能力。患者通过感受医生对自己所投放的信任的态度来判断医生的可信程度，他们需要感受到情感上的参与、互动和拥有对自身疾病的发言权，这一系列的活动帮助信任的产生。

综上所述，通过总结国内外现有研究，可发现医患信任存在以下几个典型特征。第一，对象上的脆弱性。由于人际信任基础的缺乏，医患信任是一种抽象系统中的专家信任，信任的核心为"专业知识"（核心能力）。20世纪中期以来，迅猛发展的医疗技术让人们感到医学似乎能发现和治愈大量过去威胁人们生命的疾病（罗森伯格，2016）。医学知识和医疗技术一方面让人们形成了医学权威、医学从业者的无所不能的印象；另一方面，一旦治疗效果未能让患者如愿，则会导致患者的失望乃至绝望（乐普顿，2016）。第二，权力缺乏导致的依赖性。无论是结构功能主义对"病人角色"的定义，还是科学技术与社会领域对于"外行"缺乏知识和能动能力的讨论，医疗场景中已经确定了医生绝对权力的掌握。"疾病的意义是由医生作为科学家进行辨别和定义，将疾病还原为疾病背后的机制。出于对医生和科学家的信任并由此产生的安全感，我们已经自愿放弃了思考疾病责任（罗森伯格，2016：71）。"因此，在这种托付性的信任关系中，依赖已经成为必然。第三，时间轴上的预支性。医患间的信任更是患者基于现有经验对未来结果的预判。当患者做出就医选择时必然是基于"那个医生能治好我的病"来进行预判并把信任投放给医生的。

四　总结与反思

在医疗实践中看知识的形成过程会发现，现代西医的疾病治疗已经形成一套标准化的流程，知识和经验经过系统的固化。其中医学知识更是呈现黑箱化的特征。医疗实践的过程实际上已经成为迅速定义疾病发现病灶、找到成型的标准化的疗法、针对性治疗并获得疗效的过程。这个过程并没有致力于去反思或形成新的知识话语体系，而是一步步推向更快、更高效、覆盖面更广和程度更高的标准化。这一标准化的过程随着现代化的浪潮席卷全球，是一种单一的价值观和知识体系的霸权的体现。所有非标准化的、情境性的地方性的知识都被边缘化，并且在不远的将来也被整合进入现代医疗的知识话语体系。例如，我们看到中医和民族医疗被作为补充替代医疗整合进现代医疗体系，慢慢失去自身的情境性、文化性特征，开始运用西医的体系建立循证医学确诊指南。现代西方以外的医疗知识除了被整编、寻求与西医治疗相统一的知识表述体系外无法在现有医疗系统内发展，它们找不到（不允许运用）本土化、内生的话语体系在现代化的西方医疗体系中生存。它们会被善意地看待，被强调其存在的必要性和重要性，但是没有被给予合适的有助于其知识体系建立和发展的系统和条件。

许多人会问，科学技术的发展造福人类，使我们生活进步、生活质量提高、寿命延长，不是很好吗？我们并不质疑技术进步带来的好处。但是社会学的研究就是有这样的使命，特别是社会学的研究进入后现代阶段，反思性与自反性更是无法绕开的使命。我们无论在理论层面还是实践层面都要去追问技术发展和进步除了带来"好处"之外，还带来了什么负面影响？或者说对哪部分人带来"正效应"，对哪部分人又有"负效应"。比如说死亡，当医疗技术没有发展到可以运用各种仪器和药物抢救和延长人的生命的时候，人只能等待自然的死亡的降临。在这个过程中可能还伴随一些仪式或仪式感的告别，死亡的过程更多的是人与自己亲密的群体之间的活动。而现代医疗技术的发展使更多人在死亡的过程中经历的是一系列的技术介入，包括身体的切开、冰冷的仪器介入、药物的注射等。当这些技术从无到有时，也就是在初步现代化时期，人们更多地感慨医疗技术的发展使人类有更多技术手段应对疾病带来的死亡，可是随着现代化的深化和对医疗技术的反思，技术除了带来生的希望，同时也可能只是让患者在死前多遭受一些技术带来的痛苦，甚至失去体面地走向死亡的尊严和仪式感。这样的反思让我们不禁去追问在传统和现代科技之间，是否传统的、自然的、非医疗技术介入的方式反而是更好的让人走完最后历程的方法。

第三章
现代医疗系统中的医患信任与权力关系

信任是患者进行医疗选择和决策时的基础。卢曼指出，信任是人们无法获取完整信息时用于减少社会交往中的复杂性的机制（卢曼，2005）。在面对复杂的现代医疗系统时，患者通过信任关系确保内心的安全感。本章的实证分析材料为笔者的研究团队自 2016 年 9 月至 2017 年 3 月在 Z 肿瘤医院医务科的田野调查获得的资料、笔记、访谈记录等，结合现代信任和医患权力关系的概念对患者就医过程进行分析。Z 医院医务科是一个负责组织实施全院的医政管理、医疗投诉处理、医疗服务质量监控的职能部门。医务科位于 Z 医院二楼一处并不显眼的办公区域内。从所在的位置来看比较隐蔽，门诊大厅的指示牌中虽然标识出了医务科所在的楼层为二楼，但是当进入二楼后，想找到医务科的所在并不是一件容易的事情。在二楼所有的标识牌中都没有显示与"医务科"有关的指引。被询问的医院工作人员（医务人员、保安、保洁等）也不会积极指示医务科所在的位置。因此，如果患者执意要进行医疗投诉，他通过多种询问、观察和寻找才能到达医务科。在 Z 医院，医务科主要分为两个办公室，一个办公室主要负责医疗服务质量监控方面的工作，对全院的医疗服务质量进行监督控制和评估，以及负责全院诊疗规范的管理工作；另一个办公室主要负责医政管理和处理医疗投诉、医疗纠纷的工作。本研究的田野观察在第二个办公室进行。在田野观察期间，观察员长期跟随医务科工作人员办公，配备白大褂和电脑，按照医务科工作人员出勤时间正常上下班，完全参与医务科的日常工作。在参与式观察中，观察员主要观察医务科工作人员如何接待患者对医疗服务的投诉并如实记录双方沟通的过程，跟随工作人员到各相关科室向医护人员了解情况，实地核实投诉内容，观察工作人员与医疗纠纷人民调解委员会（以下简称"医调委"）协商沟通的过程以及法院司法确认的实时跟进医疗纠纷的调解过程，对医患沟通和医患纠纷的调解进行了详细和全面的观察和记录。笔者的研究团队在医务科开展调查的 6 个月时间共收集 118 宗①医疗投诉，对这些投诉进行分类统计，发现医疗投诉共涉及 5 个类别：医院设备和管理制度（47 宗）、医务人员行为态度（41 宗）、诊疗过程存在异议（22 宗）、医疗费用（5宗）、病历书写有误（3 宗）（见图 3 – 1）。

---

① 说明：研究者在田野观察的过程中对每天的工作内容进行详细记录，医务科每天接待多位患者的咨询（就医流程或相关业务办理方面的咨询）、求助（申请特困救助）以及投诉（通过来信、来电、来访、网上投诉等方式来对医院提供的医疗、护理服务及环境设施等表示不满意），一些患者的投诉没有明确投诉对象、未提出投诉内容，只是简单抱怨、发泄不满。在这些工作内容中，研究者选取有明确投诉对象、投诉内容和提出诉求的医疗投诉 118个案例来作为此次的研究资料进行分析，一些没有明确投诉对象、未提出投诉内容、只是简单抱怨、发泄不满的案例未当作医疗投诉记录在内，日常工作中患者咨询、求助等不属于医疗投诉的内容也并未作为研究内容记录在内。

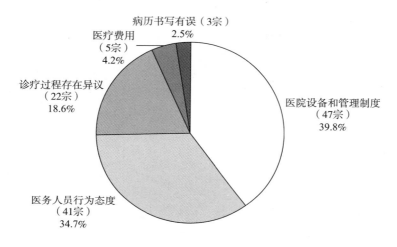

图 3 - 1　医疗投诉类型统计

注：因四舍五入关系，各项百分比之和不等于 100%。

本章重点讨论在现代社会的医疗系统中信任关系的建立需要哪些条件，又存在哪些困境；什么样的信任关系能帮助弥合现代社会因风险、不确定性和自反性带来的信任危机；在代表最高水平医疗技术的医疗场景下，权力关系变化的张力如何影响信任关系的搭建。

一　现代医疗体系下的系统信任及其特征

信任是病人面对一个系统各种决策和选择的基础。吉登斯曾指出，专家系统和象征标志组成了后现代的脱域机制（吉登斯，2000b）。医疗机构就是一个典型的依赖专家系统作为核心组成部分的现代组织系统。从政治经济学的理论视角，有的学者指出，医疗行业之所以拥有权力是因为他们对医学知识的控制（乐普顿，2016）。对于普通的个体而言，进入医疗系统进行疾病治疗的过程，除了需要面对疾病带来的苦痛、医疗支出之外，还需要面对知识区隔、权力不对等等一系列问题。随着现代医疗体系的进一步发展、医疗技术进步、医生专业性提高，医患间的信任关系却在进一步恶化。对医疗权威的不满和日益紧张的医患关系正如罗伊·波特在《剑桥医学史》中所说的：

在西方世界，人们从来没有活得那么久，活得那么健康，医学从来没有这么成就斐然。然而，矛盾的是，医学也从来没有像今天这样招致人们强烈的怀疑和不满（波特，2000）。

罗森伯格在《当代医学的困境》一书中也有类似的陈述：

尽管对治疗效果的预期从未如此令人鼓舞，但病人对医生的信任度却降低了，医学职业的声望日益衰退（罗森伯格，2016）。

为了厘清医患间的信任关系，我们首先要搞清楚，发生在医疗机构中的信任是嵌入现代社会已经形成的系统信任的逻辑和基础之上的。这种信任已经脱离了在传统社会中依赖人与人之间交往和互动的简单信任关系。医患信任已经不是简单的患者对医生这种"人对人的信任",而是"人对系统的信任"(吉登斯,2000b)。下面将结合现代社会信任的特征分析患者对医疗系统的信任的基础及存在的困境。

1. 信任与抽象系统

"现代信任制度的特征与抽象体系中的信任机制(特别是专家系统中的信任)紧密相连"(吉登斯,2000b)。现代医疗体系就是一个抽象系统,以综合性医院和大学附属医院为代表的现代最高级别的医疗机构更是一个典型的依赖专家系统的专业知识作为核心的抽象系统。第一,这个系统的核心动力是以科学(专业)知识和技术为代表的抽象原则。第二,掌握这些技术的是医学技术专家、医学科研人员、医疗服务提供者(掌握专业技术知识的护理人员、医务社工等)。第三,信任成为个体进入医疗系统后进行一系列决策和行动的基础。而这种信任"指的是个体在信息不完整或结果不确定的条件下,对生存环境和未来状况所持有的一种乐观态度"(郭忠华,2008)。郭小聪和杨颂德对城市居民就医的"双向转诊机制"的研究指出,在患者做出就医选择的过程中,信任关系对于决策有重要的导向性作用。该研究指出,城市居民之所以多选择绕开社区医院直接到大医院就诊,主要是因为对大医院技术和实力产生的信任预判(郭小聪、杨颂德,2017)。通过对现有研究的回顾,笔者发现患者对城市医疗机构的"制度性信任"中多少含有一些"符号信任"意味。"符号信任"是一个来自消费社会学的概念,体现了人们对机械主义、技术主义的信任（周慧之，2002）。患者在就医中会认为自己进行的是一种医疗消费，因此进行就医选择的时候，患者并不真正具备判断医生医术的知识或方法，而是怀着去大医院、好医院、看名医这一系列对符号意义的追求而进行决策。现实中无论在城市还是县区乡镇我们都能发现一个共同现象，患者认为只要自身经济条件许可，在看病时都倾向于到大医院就诊。即使是少数民族地区，患者也更相信西医综合医院或专科医院的医术和技术而不是本地的民族医疗机构（包红梅，2015；张瀝元，2018）。

抽象系统中的信任由于其"预判"和"符号性"特征，带有盲目性的意味。正如吉登斯所言，这是一种"如果……就……的信任"（"as‐if trust"），一种"产生于物质或缺乏信息时的'盲目信任'"（吉登斯，1998：275），即投放信任者并不具备专业知识去判断服务提供者的可信度，而是本着"你能帮我解决问题就行"的心态去选择相信的。那么问题就出现了，如果结果不如预期呢？患者不具备判断医生治疗自己疾病的专业能力强弱的知识，只能通过医院的声望、医生的职称、口碑等进行预判。如果患者进入医疗系统顺利地得到治疗，那么信任关系得以延续。但是一旦疾病治疗效果不佳或者无法得到治疗，则信任关系即刻崩解。既然大众并不具备判断系统是否可信的专业知识，那么"对特定抽象系统的信任或不信任的态度，很容易受到抽象体系'入口处'的经验的强烈影响；当然也容易受到知识更新的影响，这些更新的知识是由通讯媒体和其他途径传递给非专业人士和技术专家的"（吉登斯，2000b：79）。由于外行对于以科学技术知识为核心进行运转的各个系统缺乏细致了解的能力，所以"入口处"就隐含了戈夫曼所讨论的前台的意味，成为连接外行与系统之间的纽带。例如，人们到银行存款时并不了解自己的钱如何在金融系统中进行流转，因此他们的信任并不是基于对金融系统如何运作他们的存款，而是基于银行（门市部）这个金融系统的入口处（前台）所展现的一系列专业形象和业务处理模式。这个信任就包含了对国家管理银行的制度性信任，银行门市部及工作团队的符号信任，包括门市部的展示效应、工作人员着装整齐、工作流程规范合理等。由此可见，基于入口处（前台）的体验进行预判是系统信任的一个重要特征。在与医生见面展开正式的围绕疾病诊断治疗之前的一系列挂号、进入医院、进入诊室之前的活动都是患者的入口处体验。

（1）进入诊室前的医疗场景

Z 肿瘤医院是全国最著名的肿瘤专科医院之一，到 Z 医院来看病的患者在正式进入科室与医生见面看诊之前，往往经历了一系列复杂而耗时的前期准备工作。首先，是如何在医疗资源极其紧缺的情况下成功挂号，获得看病的"门票"。其次，大量患者是从市外甚至省外来看病，需要经历长途奔波，甚至为了看病需要解决大量的食宿问题。最后，患者因为年龄和重病的缘故身体状况处于虚弱状态，在医院的场域内仍然需要长时间的排队等待。除了等待就诊、检查、缴费、取药外，即使是排队上电梯进入科室区域也要花费较长的时间。笔者的研究团队在早上看病的高峰期（9：00~9：30）所做的测试显示，自电梯排队区域开始，人们排队进入电梯的平均时长为 15 分钟，由于电梯按单双楼层进行分流，到达 10 层左右的诊室的平均时长为 7 分钟。通过现场观察发现，到 4 层及以下科室的医护人员和患者一般选择从门诊大厅中央处的自动扶梯上楼，也有大量医护和身体情况允许的患者选择走楼梯。经测试，患者从进入医院至到达诊室门口平均用时为 25 分钟左右。而在疫情防控常态化的要求下，这个时间会由于检查健康码、测试体温、填报行程和身体信息等操作而进一步延长。

进入一楼的门诊大厅除了人流量大和拥挤的感受以外，最能留下印象的就是在大厅所有的墙上都挂满了巨幅的专家照片。照片上的专家有的身穿西装手执教鞭正在上课，有的手拿试管正在实验室中进行科研观察，有的穿着白大褂正在看诊。更为早期一些的专家则是黑白的大头照，照片下面是金色的铭牌，刻着专家的姓名、头衔、专业领域、行政职务等中英文介绍。另外一整面墙是专家介绍电子展示板。内容包括专家的姓名、职称、专业方向和门诊时间等。由于专家数量巨大，一个版面的专家停留时间为 5 秒，对于普通人的目视能力来说，可以称为一闪而过。作为一名患者进入 Z 医院的医疗场景，患者一定能感受到现场所要呈现出来的医疗权威（见图 3-2）。首先，专家的权威从空间和物理环境中被确立和强化。其次，这些专家的头衔和领域介绍里面包含有大量与专业知识相关的信息，甚至不是普通外行能看懂的内容，知识的区隔进一步确立专家权威。最后，每一位专家一周的门诊时间只有一到两个半天。通过门诊大厅的自助挂号系统（已经取消人工挂号）最早能挂到的医生的号一般在 3～6 天。紧缺的医疗资源从稀缺性上进一步确认了医疗专家的权力地位。因此，可以说在著名专科医院的入口处所要彰显的就是专业技术知识的权威和可信度。同时患者由于感受到这种专业技术权威具有的稀缺性，从而建立起对技术权威的信任和服从的心理预设。正如拉图尔的行动者网络理论所言，医疗现场中物的行动者（actent）也参与了知识合法性的建构过程（拉图尔，2005），并且发挥着相当直观和有震撼力的作用。

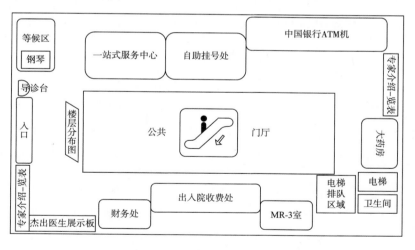

图 3-2 Z 医院医疗场景

（2）"入口处"带来的信任困境

专科医院入口处除了彰显其权威性和稀缺性形塑了患

者对系统的信任之外，系统的入口处也会由于系统设置存在问题而对系统信任的建立带来破坏。流程上的不畅和知识区隔是引发医患间不信任的一个重要环节，而在过往研究中，这一点往往被忽略。笔者的研究团队在 Z 肿瘤医院收集到的 118 份投诉记录中，关于系统设备、流程、制度方面的投诉有 47 件，占 39.8%；行为不当、沟通不畅、态度不好方面的纠纷有 41 件，占 34.7%；对诊疗过程存在异议的纠纷有 22 件，占 18.6%；费用方面的纠纷有 5 件，占 4.2%；病历书写有误引起的纠纷有 3 件，占 2.5%。真正涉及诊疗方面技术性问题的纠纷只占所有案例的 1/5 左右。这些投诉记录一方面集中反映了需要改善的地方，如新设备需要加强维护，简化就医流程，完善排班制度，对免疫组化检查费用的收取应及时告知；另一方面也反映出纠纷处理过程中有效沟通的重要性。

"挂号"则是"入口处"最容易引发不满和影响患者信任的重灾区。首先，接待患者的挂号服务工作人员存在业务不熟练、态度不好等情况，成为引起患者及家属不满的导火索。例如，一个投诉案例指出患者是第一次来到医院看病，不知道需不需要办理诊疗卡，刚好在二楼看到一个穿工作人员衣服的工作人员就向她咨询，她好心地说第一次来不需要办理诊疗卡，但是预约挂号窗口的人非让患者办理诊疗卡才给挂号。在处理这起投诉的过程中，医务科工作人员跟患者解释第一次来到医院就诊可以不办理诊疗卡，直接用预约时生成的一个虚拟卡号就可以。患者听后对预约挂号的人员更加不满，认为她们对基础的业务不熟悉，就不应该随便指使患者（家属），并且在操作过程中态度也非常傲慢与不屑。

> 我们还算是有点见识的人，自己还认为自己走南闯北有点见识，今天来医院像被当作傻子一样，好像我们什么都不会。（李姐）

另一个案例中一位家属的投诉指出他陪伴患者专门跑了100多公里到医院来看病，预约挂号的时间是上午的10点至11点。当他们十点半赶到门诊的时候医生已经离开了。患者家属去服务台询问，服务台让他去楼下退号。患者家属到楼下的退号窗口办理，窗口的工作人员又让他找服务台签字。患者家属完成签字以后再去退款时又被窗口的工作人员告知还要让主任签字。患者家属对此非常生气，他质疑起初服务台跟他说退号的时候为何不把流程和手续一下子说清楚，而是让他带着来看病的老人上上下下跑了许多趟。老人因为生病身体本来就虚弱，现在不但没能在挂号的约定时间里看诊，还为了退号楼上楼下地奔波，医院的服务态度让患者家属非常愤怒。

医生的态度不佳也是"入口处"的另一个对医患信任造成不良影响的因素。医患信任是一个系统性、复杂性、双向性的人际关系指标，对治疗效果、医院环境、医疗制度和人民健康都会产生重要影响。对于患者来说，看病不仅仅需要把病治好，还会考虑医生的态度、医院的服务、费用和报销等问题，是一个全方位的过程，不仅要追求精湛的"医术"，更要求有良好的"医德"。当医生态度不好时，患者会从"医德"这个角度提出质疑。因此，除了医术以外，医德同样会影响患者的满意度和信任感，成为潜在的引发纠纷的因素。

一位患者到医务科投诉他的接诊医生。投诉的内容包括医生漏掉了检查，要求他去病理科借病理玻片时交代错误，导致患者借了错的病理玻片。以上两个失误导致患者病情延误。同时由于漏掉检查，后补的检查费用无法报销。患者家属坦言："这个医生都不把病人的时间当时间，当时让我们回之前的医院借病理玻片，他交代错了，害我们还得再回去借一次。"这样的时间浪费让治病心切、忧心忡忡的患者家属感到不满。患者的另一个家属补充道："给我们开检查的时候还漏开了一个检查，做 CT 少一个部位，耽误了这么久，延误了病人的病情。"遇到这样的情况，患者时间上和心理上的损伤是无法量化和补偿的，最后导致的结果是对医生和医院治疗水平的不信任。另一位患者由于一直咳嗽，自己怀疑有肺癌征兆，于是慕名挂胸科专家门诊看病。由于缺乏客观检查报告的参考，医生便未进行详细问诊，直接让患者到体检中心先做检查。体检中心是隶属医院但是在院外的一个科室，是为了将未确诊的病人和病区专门分开设置的一个较为干净的区域。医生是本着为患者节省时间、让患者尽快做检查以帮助确诊为出发点建议患者到院外的体检中心进行检查。但由于医生没有通过与患者的深入沟通让患者理解自己的考虑，反而让患者产生了医生不负责任、想把他往院外机构推，并以此牟利的不信任感。患者认为医生未尽到问诊责任，未问及发病机理、表征、家族病史，没有及时解决患者对于病情的疑虑，而且怀疑体检中心是院外私人机构。

现代医疗体系或医疗场景已经是一种由专业知识和技术构成的抽象系统。这里包含有强烈的需要以信任作为基础进行交流的诉求。首先，对于抽象系统的信任，这依赖于系统的代理人或操作者的品行（对医生态度、行为、语言、医德的要求）。其次，对于专业知识的信任（一直以来建立的科学知识的权威地位）。现有医疗体系下的大城市的三甲医院或者专科医院都是在强调和彰显自身的专业性，而忽略了"入口处"的体验对专业知识的信任起到的桥梁作用，同时也忽略了医护人员作为抽象系统的代理人或操作者在"入口处"所起到的作用。流程上的知识区隔是引发医患间不信任的一个重要环节，而在过往研究中，这一点往往被忽略。由于中国人看病的流程涉及选择科室等一系列问题，在没有家庭医生和初级诊疗把关分诊的情况下，病人进入医院这个系统的时候有很强烈的由于缺乏知识和获得知识的渠道的无奈感。这种无奈感又会因为遇到一系列的流程不畅之后升级为愤怒甚至是对医生的仇恨。

2. 信任与风险

现代系统信任的另一个重要特征体现在信任总是和风

险及不确定性交织在一起的。技术专家考虑的是如何在技术上进行突破，尽可能降低科学技术产品的风险，包括在医疗技术上的各种突破都是为了提高治愈率和降低死亡率，给患者更精准的治疗手段和方案。政策制定者则追求如何在最小的成本下控制风险以求为更大的群体谋利益。但是针对每个个体而言，客观上和数字上对风险的控制仅仅是给他们进行风险决策的时候提供依据。但当坏事情真的发生在个体身上时，无论这项技术的成功率有多高，在这个个体身上的失败或者造成的死亡则是百分之百。因此，对于某些急病、重病需要医疗技术介入较多的患者来说，一个医疗决策、一项治疗方案的选择就成了一个风险选择。

玛丽·道格拉斯指出，在后现代社会，人们在风险文化的影响下，更倾向于为风险事件的发生寻找责任人（道格拉斯，2008）。这一点是现代社会风险文化与传统社会的重要区别。在传统社会中当不好的事情发生时，人们往往会把原因归咎为坏运气，或者某种超自然的原因（例如宗教或神灵的旨意等），因为风险的概念还未形成。但是在现代社会，人们认为制度和系统的作用就是有效地控制风险，当不好的结果发生时就能在系统中回溯导致坏的结果产生的责任人。

因此，我们发现这样的悖论，科学技术发展的初衷是为了在客观上降低风险，让人们能够生活得更加安全、高效、进步。但是科学技术的发展又剥夺了人的主体性。正如吉登斯所言："在日常生活的许多方面都具有充分的安全感，但为了这样的进步人类也付出了沉重的代价（吉登斯，2000a）。"抽象系统虽然依赖于信任，但是这种信任的建立又缺乏人们在日常生活中建立信任时所依赖的人际关系和道德基础（贝克等，2014；吉登斯，2000a；龚文娟，2016）。更进一步说，抽象系统大规模地侵入日常生活中，个体对风险反而变得不知所措。而以科学技术为核心的抽象系统同时成为风险的制造者和风险的责任人。

　　一位患者（老李）及其家属在 Z 医院医务科对食管癌手术过程造成手指坏死的医疗事故进行投诉，充分说明了肿瘤治疗中的不确定性和对于患者来说在医疗过程中要承担的风险。老李确诊为食管癌之前在村里是一位老中医。能从农村到 Z 医院来做手术对老李来说是很幸运的。为了到 Z 医院找王教授治病，老李排队两周才挂上号，又排了一周的队才等到床位得以住进医院。王教授为老李在食道中的病灶进行肿瘤切除手术，手术长达 17 个小时，手术后老李出现右手两只手指第一指节发黑的现象。老李怀疑手指坏死，面临截肢的风险。同时手指的情况对老李的癌症术后治疗也造成了多方面的严重影响。老李及其家属面临多方面的困境。首先，老李及其家属在术后两个月一直关注手的治疗，耽误了化疗时间，可能对食管癌的治疗造成影响。其次，由于手的治疗增加了额外的医疗费用，医疗纠纷的解决和赔偿需要走漫长的程序，在这期间老李出现了经济上的困难。王教授得知这一情况后，善意地建议老李回村里去开个贫困户证明，希望老李能用这个贫困户证明在院里申请一部分的费用减免。后来出于其他制度上的原因，老李仍然不符合减免费用的条件。而回村里开具贫困户证明让老李及其家属被村里人认为没钱看病。老李和儿女们认为这件事非常丢面子，让他们一家（特别是两个儿子）日后在村里"抬不起头做人"，因此老李面临经济上和心理上的双重打击。除此之外，手指坏死导致老李日后难以把脉，对他的职业造成影响。对于日后的生活，老李也非常担忧。老李的女儿是一位护士，女婿也有一定的医学背景，具有一定的专业知识，在陪同处理老李的医疗纠纷中一直比较理性。

> 手术前检查是正常的，一出手术室就是黑的了。不是第二天黑的，是手术后。医生说手术的时候就知道这个情况了，说再观察几天。当时每天带他去中山治疗，现在手指是黑的，也不可能再变成红的。现在口服药是没有影响的，当时确实是有影响的。你不说我也知道现在可以化疗，两个半月多了，化疗的话耽误了一个多月。（老李的女婿）

> 我们本身也是医务人员，我们也理解。我爸是老中医，（手指坏死）影响他的职业生涯。我们做儿女的也很自责，不知道这手术做得对不对。我知道医生也很不容易，连续做了17个小时的手术。我们也不怪王教授，手术做好就OK，麻醉没有做好是有责任的，从未见过糖尿病患者发生急性坏死的。王教授很辛苦，

真的很感谢他。（老李的女儿）

针对因治疗而带来的"副作用"——手指坏死的后果，老李及其家属认为医院是责任人。而在调解的过程中产生的分歧最大的问题是患者家属不愿意到第三方发起有关此次医疗纠纷的事故认定流程，而医务科工作人员坚持引导患者家属与医务科通过第三方（医调委）进行事故认定与进入赔偿流程。在这个过程中，患者家属认为医务科同事之所以坚持通过第三方才能完成纠纷调解和赔偿是一种"不负责任"，"把病人向外推"，利用机构的"强势"推诿责任的做法，因此加深了对于机构的体制性不信任。

> 你不要跟我说第三方，家里 18 个兄弟说要过来要吵要闹都被我制止了。你们有什么理由让我们折腾。我们已经跟你们院方提了，有纠纷是跟你们的纠纷，不是跟其他第三方的（患方对医院、第三方关系的理解）。我们现在治病都来不及，还走这个流程，你们医院大，很强势，我们是弱势。（老李的儿子）

医院引入第三方、买医疗责任险是为了尽可能以制度化的形式化解医患冲突。然而这种方式在现实操作中往往不被患者所认可，患者认为在这家医院发生的医疗事故，本身就应该由这家医院解决。特别是在主刀医生自己承认失误并且承诺给予补偿的情况下，患者认为医院应该直接认定事故并做出补偿，而不是通过一系列的行政手段再给病人制造障碍，增加获得补偿的难度及工作量。

从老李的案例可以看出，对于每一个患有严重疾病（例如肿瘤）的患者来说，就医过程无疑是一项涉及各种风险的活动。从医疗结果来看，老李的主要病灶已经去除，老李的家属在进行医疗投诉的过程中不断地肯定主刀医生王教授对老李的手术。但是由于手指的问题所带来的化疗延后对老李的食管癌治疗是否有影响，则存在医学上的不确定性。针对这一点，医生也没有给出有说服力的答复。在现代社会中，当患者进入医疗系统面对医疗的不确定性和出现的治疗风险时，必然会寻找造成不良后果的"责任人"。这也是玛丽·道格拉斯所讨论的现代社会与传统社会的最显著的区别：人们不再把坏的结果归结为坏运气，人们要寻找"责任人"。医院引入保险作为"第三方"处理医疗赔偿的方式，虽然出发点是制度化地解决医患矛盾，避免医疗事故给医院带来经济和流程上的麻烦，其结果却是为医患矛盾的解决带来更加负面的影响。一个套一个的系统增加了患者在医疗风险处理中的难度，反而加剧了信任关系的破裂。

3. 信任与知识的反思性特征

现代性所带来的一个必然后果就是知识的反思性。人们面临着知识缺乏与新知识对旧知识的更迭的双重影响。一方面人们因为缺乏知识和能动能力，需要专家系统为生活中的许多决策提供依据；另一方面人们在现代性的反思性的影响下，从各种媒介获得的新知识又使他们变得更加焦虑，对自己先前在无知的条件下投放的信任感到怀疑。在现实中我们也看到在疾病和健康领域中有大量与此相关的例子。韩启德院士在《医学的温度》一书中讨论了对高血压治疗的相关知识的反思：

高血压要不要治疗呢？现在统一的认识是，对高血压要知晓；不仅知晓，还要治疗；不仅治疗，还要真正把血压降下来。这样做有多大意义呢？中国高血压人群冠心病和脑卒中的发病率升高了3倍，但关键在于不是所有高血压病人都会得冠心病和脑卒中。它的概率是多少呢？目前一个比较可靠的研究显示，高血压的10年风险率为5.6%，即100个高血压的人，在未来10年内，即使不治疗，也只有不到6个人会得冠心病和脑卒中。那么，降低30%的发病率，是什么意思呢？就是由5.6%降为3.9%，就是说100个有高血压的人，服用降压药物来控制血压，10年里只有不到2个人受益，真可谓"宁可杀错一百，不可放过一个"。而且服用降压药可能产生副作用，还要花不少钱。那么到底还要不要普遍控制高血压呢？还要。为什么呢？因为现在没有替代它的更好、更简单易行的心脑血管疾病风险指标。但我认为，可以在高血压人群中区分一下风险的高低，比如根据年龄、性别、血压升高的程度、是不是同时有高血脂或/和糖尿病、抽不抽烟、有没有运动习惯等进行综合打分，再根据不同的危险程度采取不同的应对措施。其实，这样的观点已经得到越来越多同行的认同（韩启德，2020）。

来自科学（医学）界对自身的知识、技术和疗法的反思是现代社会发展自身的需求和驱动社会发展的动力，而人们本身面对的知识缺乏和知识更新的双重困境也使现代信任更加缺乏牢固的基础，变得易失而难得。除了医学界自身的反思，患者作为"门外汉"也会在疾病治疗的过程中不断地通过收集新知识反思自己的疾病治疗过程。对患者的知识的反思性的研究中，大量的研究集中在"专家病人"这个层面，一部分患有慢性病的患者因为"久病成医"，通过收集各方面与疾病相关的知识反思自己的治疗过程，更多地参与自己的疾病治疗过程（Wilson et al.，2007；Taylor & Bury，2007）。而我们在田野调查中发现，在大病治疗过程中，患者家属也会通过各种反思性，运用知识回溯患者看病过程存在的种种问题。患者家属何先生就在医务科对其母亲的看病历程进行了回溯性的思考。何先生认为母亲的疾病治疗走了"弯路"。

> 我妈妈在这里治疗差不多两年了，花了很多钱。刚开始来的时候也不知道从什么地方着手，当时医生也没提醒我们当时的情况能不能做手术。我们从外地来了之后就找比较有知名度的医生看的，我们也不懂

看什么科室，只知道挂专家号。刚开始挂的是内科，内科医师开了化疗方案。后来我打听了之后，觉得医生做得不够好。反正看病这个流程上我们不懂，跟文盲一样。不管是哪个科室，做完检查以后应该告诉我们有几种方案的吧，能不能做手术，做手术还是放化疗？

之前什么也不懂，现在知道一点了。那时候在河南已经吃了靶向药，如果当时过来这边医生能提醒我们一下能不能做手术事情就转变了。前边的路走错了。本身做手术应该是首选，路选错了，花再多的钱也没用。我们本身很努力，在给妈妈治病了。我们一直在外边打工，经济也很紧张。如果当时看了外科也可能有转折，但是这个过程没有走。

化疗过两三次后，另一个医生才问我们有没有看过外科。我现在不是说有什么别的要求，就是想以后不留遗憾。我妈妈养我们不容易，她也懂，她听到做手术也会担心。如果当时在我们当地医院建议做手术，来你们这边也建议做手术，可能我们选择也会变。但是现在我觉得是因为当时我们不懂，走了弯路，我妈妈去年做检查的时候医生还说过为什么当时不首选做手术。（何先生）

何先生认为刚开始来的时候由于缺乏知识，自己和母亲的选择是"盲目"的，认为自己"和文盲一样"，也不知道从什么地方着手求医。病人从外地来了之后，只是按经验找比较有知名度的医生问诊，家属也不了解看什么科室。总体而言，患者对病情了解很少，缺乏专业知识，只是慕名找专家，连挂哪一个科都常常分不清。后来由于治疗效果一直不佳，何先生及其母亲通过和他们本地的医生以及其他医生，也就是同样具有专业能力的专业知识提供者的咨询中，了解到除了在肿瘤内科做放化疗，还有在肿瘤外科做手术切除病灶的治疗方法。但是由于当时接诊其母亲的医生并没有提示他们当时病情还存在手术治疗的方向，何先生在获得新的信息后对原来的医疗决策进行反思。患者在开始就医后会通过各种渠道收集信息，并基于自己可以获取的知识和信息对医生的医疗方案和手段等进行反思。有时候是因为收到不止一位医生的建议而对前面的方案或结果不满意。患者还会通过在医院内和不同人群的交流反思医生的诊断方式。"开大处方"、不考虑患者报销等因素也会使医生给患者留下"唯钱"的印象，失去患者的信任；使患者宁愿听取病友的话，怀疑医生的诊断；相信自己业余学习所得，怀疑专业医生给出的治疗方案；对医生的不信任也使患者对自己和医生之间的关系有所顾虑，不仅担心医生的医术，还要担心自己和医生之间会不会有隔阂，影响对疾病的诊断。

从对现代医疗系统中存在的信任问题的分析可以看出，在医疗过程中"入口处"的体验、风险与不确定性、知识的反思性都是影响医患间信任的重要因素。而这三个因素中，"入口处"的体验带来的不良影响可以通过优化流程、注重医患间沟通、加强对患者的人文关怀进行改善。而风险与不确定性以及知识的反思性带来的信任危机则难以通过简单的方式弥合。因此吉登斯提出"积极主动的信任"作为信任产生或建立的一种新机制（吉登斯，2000a）。积极主动的信任指出，信任需要被获得，信任不是理所应当，而是必须通过积极主动的争取和维系才得以在系统中存在（董才生，2010）。从现有研究来看，三甲医院和著名专科医院作为医疗系统"顶端"的医疗机构，由于专业性和稀缺性带来的绝对权威，其处于"一号难求"的居高临下的位置。这些医院不但没有建立主动信任的需求，反而在很多本来可以优化的地方（入口处体验）无所作为，对信任关系起到破坏作用。Tucker 等研究指出，中国医患信任缺失的源头是患者在医疗过程中感受到的强烈的不公平感，包括医生对医疗议程的控制、医患利益诉求间的矛盾、医生缺乏应对纠纷的训练、制度上的激励机制与医疗费用等问题（Tucker et al.，2015）。不信任导致的后果包括患者对医生的不满、因不满引发的以暴力或非暴力手段解决纠纷。

二　医患间"人际信任"对系统信任的调节作用

医患间除了前文所论述的"系统信任"之外，还存在"人际信任"。吉登斯借用卢曼的理论把人际信任定义为：一个人对他人持有的信心，在一系列给定后果或事件中，这种信心表达了对诚实或他人的爱的信念，是一种对他人道德品质的信赖（吉登斯，2000a）。当人们处于疾病之中，身体处于"失能"状态时，对医生产生了信仰和信赖，有一种把自己的身体托付到医生手中，在一段治疗中出于"本体性安全"的本能对医生产生了子女与父母间的安全感和信赖关系的需求。这便是患者对于和医生建立人际信任的诉求的来源。因此，从患者的角度，想要在疾病治疗中与自己的医生建立人际信任是一种本体性的与生俱来的需求。而在这一段治疗关系中，无论治疗手段和技术如何，患者首先是期待获得关爱与真诚的对待，建立一种以信任为基础的可托付的关系。对于这一点，韩启德院士和美国凯博文院士分别在自己的专著中有过论述：

我 10 岁时得了猩红热，两周后继发严重风湿性关节炎和心包积液，住进一家小的私立医院，昏迷了三天后被救了过来。除最严重时用过几天青霉素外，没有其他什么治疗，护理却十分周到，绝对卧床，连饭都是护士喂到嘴里。护士们都很喜欢我，一有空就轮着来给我讲故事。60 多年过去了，我还记得那张病床，那间病房，窗外的几棵大松树。在那里，我人生第一次感受来自父母和家庭以外的温情。护士们长什么样我都快忘记了，但她们却在我幼小的心灵中留下一片柔软的地方，留下一种特别的美，一种爱的美丽。哦，医学是有温度的！后来我学了医，1962 年我考进上海第一医学院医学系，六年制……我接诊了从医生涯的第一位病人。那是一位16岁的农村女孩，主述长期阵发性腹痛。我按课本里的要求，望触扣听，从头到脚做了全套物理检查，足足用了一个多小时，没有发现任何异常——由于没有学过任何别的临床课程，当时对诊断一头雾水。我把病人领到老师跟前，老师问了几句，摸了一下肚子，马上做出了肠道蛔虫症的诊断，给病人开出了只有驱蛔灵一种药的处方。带女孩来看病的老伯伯临别时对我千恩万谢，说从来没有遇到过一个医生能为病人检查得这么仔细、那么认真。他对我说，这回孩子的病肯定能治好了。50年过去了，当时那位老伯伯的笑脸和他真挚的谢意仍然留在我的心里，使我懂得了医生的态度也是可以治病的（韩启德，2020）。

我之所以会学医，肯定不只是因为我家人的期望，也不是因为我生在什么医学世家，或者在我家的社交圈子里有什么医生，而是因为有那么一名医生在我小的时候闯进了我的生命里，并给我留下非常深刻的印象。弗雷德里克·本大夫是一名严格又温柔的全科医生，在我小时候他经常会来我家，给我治疗反复发作的肺部感染……有时他换话题，从不带感情的临床意见转换到散发着个人智慧的、更加亲密的交谈，他会在自己面前摆摆手，然后摇摇头。我不太记得本大夫是否经常微笑，但我着实记得，每当他给我做肺部叩诊，透过听诊器认真聆听我肺部的声响时，他言谈里流露出的那种关切，那种悉心留意，还有热忱的鼓励。他会跟我聊他记忆深刻的病例，并且把这些病例说得像医学破案故事一般精彩。这些故事，似乎很多围绕着同一个主题，那就是治疗手段的严重缺乏。毕竟，即便是在当时我们所处的 20 世纪 50 年代中期，对于很多严重疾病，我们还没有真正的治疗手段，青霉素也刚在医学领域普及开来。本大夫经常拿出一些红色、蓝色的药丸，非常轻易地交到他几乎所有的小患者手上，但从不解释这到底是什么药丸，以至于我弟弟和我甚至怀疑，这些药丸兴许根本就是安慰剂（凯博文，2020）。

以上两位院士均在著作中强调了医疗过程中人际交往中的温情，体现医生对患者的态度、关怀、鼓励对于治疗的意义。而现代医学更加关注疾病治疗手段的提升和技术创新，医生的专业能力得到了空前的提升，医疗实践的核心也从全科医生向专科医生转变（Wolfe & Badgley，1973）。两种类型的医生开始出现明确的技术分化，被赋予了不同的能力要求和期待。全科医生更可能与病人建立起"人际信任"。Skirbekk 等指出，病人会对他们的全科医生投放不同程度的"托付型信任"（Skirbekk et al.，2011）。当病人感觉在沟通时受到了尊重，包括医生把他们当成一个完整的人来看待、细心聆听他们的需求、给予他们决策的空间时，病人会提升托付型信任，并因此更愿意接受医生的医疗建议。因此，与病人建立联盟关系是提升信任的有效方法。英国学者通过定量调查研究英国大众更信任医生还是更信任医疗系统。对 2777 个样本进行随机抽样调查得出的数据显示，人们对医疗系统的信任在过去 20 年呈下降趋势，但是对医生的专业性的信任感仍然非常强烈（Calnan & Sanford，2004）。引发大众不信任的因素主要与医疗系统的运营和收费高度相关，具体指等候就医的时间和医疗支出的削减。研究还指出，"以病人为中心"的医疗方式和总体的专业水平的提高是医疗信任的核心。因此，在医生提高专业技术水平的同时，更加认真地对待病人、关注病人的需求是医生提高信任的主要途径。

还有研究指出，患者对于医生的信任主要受两方面因素的影响。第一，医生的技术能力，即能治好病的能力。这一点在普通的常规疾病治疗中有一个相对一致的判断标准。但随着疾病严重性和复杂性的提高，正如本章上一部分所论述的，医生的治疗成为一种不确定性很高（或者说具有风险性）的行动。这时对于医生技术能力的判断就变得更加复杂，医疗技术的有限性和不确定性因此也变得非常明显。虽然患者认为医生的技术能力是他们的信任主体，但是具体怎么判断医生水平的高低，却已经超出了他们的知识范围（Mechanic & Meyer，2000）。这时，病人常常通过口碑、符号特征判断医生的技术能力。例如，我国病人在选择医疗机构的时候，无论是大病小病，都愿意舍近求远跑到三甲医院去看病，有时连看个感冒这样的小病也不愿意去社区医院，从而浪费有限的时间和宝贵的医疗资源，这点就体现了三甲医院获得的体制性信任及其符号意义。第二，医生在治疗过程中的人际交往能力（Mechanic & Meyer，2000）。与此相关的另一些研究定义了一种"以病人为中心"的医疗方式。医生的人际交往能力强调医生对病人要有足够的关心，能够耐心地把病人作为一个整体的人来对待，以病的需求作为出发点设计治疗方案，关怀病人的疾病痛苦和生活困难，要求医生能医病、医心。对于这一点，病人一般有比较一致的评价标准，同时病人也十分清楚通过什么关键词定义医生是否以病人为中心进行治疗，是否具有人际交往的能力。虽然这种提高医生在治疗过程中的人际交往能力、采取"以病人为中心"的治疗方式，在国内和国际上都被认为是有效缓解医患矛盾、提高医患信任、促进医患关系的正确途径，但在现实中与有限的医疗资源、效率优先的医疗场景相冲突。

笔者在 Z 肿瘤医院的调查则显示了在资源稀缺型的专科医院，采取"以病人为中心"的医疗方式是很难的，疾病治疗基本上是"以病灶为中心"进行的。但是从上文老李的案例中我们还是看到了患者及其家属与主治（主刀）医生王教授间建立的人际信任对于系统信任的积极意义。人际信任的建立来自治疗过程中医生与病人及其家属长期的接触，医生除了提供对疾病的专业治疗之外，在发生医疗事故后还给患者提供了许多人际关系上的支持和资源。从田野笔记中可以看出，王教授首先承认了手术过程中出现的问题，承诺会给予赔偿。在了解到患者一家有经济困难的情况下，他还给患者出主意，让他们回家乡去开具贫困户证明，这样可以拿到医院来减免一些费用。虽然因为制度上的种种限制，这个方法并没有为病人减免费用，但是医生也设身处地为病人考虑，并提供了建议。除此之外，针对手指坏死的问题，王教授利用自己的人际关系，为病人联系另一家综合型医院的专家前来会诊，并为病人进行了治疗。在医患接触的过程中，一方面医生成功地完成了手术，达到了对肿瘤病灶的治疗；另一方面利用自己的经验和人际网络帮助病人，医患互动已经超越了医生作为一个专家对于疾病的治疗。因此在这个过程中医患之间建立了人际信任与专家信任并存的双重信任关系。即使在病人及其家属不满医疗机构处理纠纷的程序和制度的情况下，由于病人及其家属对于医生的信任和医务科在事故处理过程中的解释和协调，纠纷并没有进一步升级，没有造成患者对于医疗机构的信任危机。

三　医患间权力关系对信任关系的影响

从社会学学科视角对医患关系中的权力关系进行概念化，基本分为三个理论范式的不同视角：功能主义、政治经济学（冲突论）和社会建构论（乐普顿，2016）。功能主义（结构功能主义）视角认为医院是社会控制的必要机构，医学具有鉴别正常和"异类"的专业能力和权力，医学同时也是控制疾病潜在的对社会的破坏性的重要机制（乐普顿，2016）。帕森斯作为把结构功能主义理论用于解释医学的最重要的学者，提出了"病人角色"（sick role）的概念。帕森斯强调了病人在患有严重疾病时是失能的，无法履行其社会角色，此时病人需要"病人角色"帮助他们豁免社会义务，不被指责，也无须感到内疚。这时病人与医生是一种托付关系，病人必须依赖医生治愈他的疾病、帮助他恢复健康（Parsons，1987）。医生的角色则带有强烈的社会公益性质，医患关系具有与生俱来的和谐性和共识性，同时根本上就是不对等的权力关系。上文也提到了，患者在身体"失能"的情况下本体性地想与医生建立托付型的信任关系，如同子女与父母之间的关系。

政治经济学又称批判结构主义或冲突主义，则关注社会不平等带来的健康不平等，指出资本主义与医疗的社会化的共谋不但制造了不健康，还加剧了由此带来的社会不平等（乐普顿，2016）。凯博文对病痛进行了社会苦痛的概念化，他说："我在研究'社会苦痛'上花了很多时间，发现社会创造出来应对社会苦痛的机构，却常常让事情变得更糟"（涂炯等，2016）。功能主义和政治经济学分别从医院作为整合的社会机构和造成分化（冲突）的社会机构两个方面，从宏观上解释了医患权力关系，更加强调社会结构和系统带来的权力不平等。

　　而社会建构论则更注重医生权威与患者主体性之间的冲突及张力，医生因专业知识带来的权威使他们在疾病治疗的议程中处于主导地位，常常忽视患者的主观身体感受、自身与疾病共存时的生活经验、具有文化价值的地方性知识等对于疾病治疗具有重要意义的非专业知识和经验。医生专业知识带来的权力与患者非专业知识遭到贬损和忽视的现状无疑带来了日益严重的医患矛盾，形成医疗场域中不和谐的医患关系，在中国甚至已经成为社会不稳定因素。一部分人提出，结构功能主义的观点更适用于解释医疗体系作为国家治理机器的重要组成部分，医院具有收治患者、集中治疗、修复身体机能、重回社会生产的功能性作用。此时，医院除了医疗还有慈善和收容的意涵，医疗费用也基本由国家承担，患者对于医生权威没有协商和挑战的权力。另一部分人则认为，结构功能主义提出的"病人角色"更适用于患者得了急病，迫切需要医生找出病灶、去除病灶使其身体迅速恢复健康的疾病过程，对于慢性病、需要长期调养的精神疾病和神经疾病则缺乏解释度。而随着医疗市场化发展、疾病的社会化过程等因素的影响，医疗机构治疗疾病的边界发生了变化。患者身份也从被收容、被救治转变为主动选择和进行医疗消费的主体。这时患者的主体性和作为消费者的权力与医生医学知识带来的专业权威、医疗机构的系统和行政权力之间就容易形成冲突。患者会因为无法获得满意的治疗而质疑医生权威的傲慢和对患者主体感受的不屑一顾，从而动摇对医院专业性的信任。

随着疾病的多样性和疾病健康范畴的拓宽，依据不同医疗场景和身体与疾病的关系成为建构论视角通过一个又一个案例讨论医患间权力与信任关系的基础。

医学社会学领域现有的讨论医患间权力关系的文献和研究并没有直接地提出权力不对等具体如何影响医患间的信任关系。一部分文献研究讨论了权力不对等对医患关系带来的不良影响（房莉杰、梁小云、金承刚，2013；冯玉波，2014；黄春锋、黄奕祥、胡正路，2011；戴元光、韩瑞霞，2012）；还有一部分文献讨论给患者赋权对医患关系带来的积极影响和有可能引发的增加医生工作量等负面效应（周敏、侯颗，2019；王天秀、焦剑，2019；于贝尔，2017）；另一部分文献则从信任关系入手讨论建立伙伴式的、托付式的信任关系对建立良性医患关系的积极作用（黄晓晔，2013；郑大喜，2010；汪新建、王丛、吕小康，2016）。1956 年萨斯和荷伦德提出了医患关系的三种基本模式：主动被动型（医生权力高，患者权力低）；指导合作型（医生权力高，患者积极性高）；共同参与型（医生权力低，患者权力高）（萨斯、荷伦德，1980）。主动被动型强调医生的绝对权威和患者的绝对服从；指导合作型强调医生的主导地位和患者积极配合及医患互动；共同参与型则强调医患平等的权力关系，医生听取并尊重患者的想法，成为帮助患者治疗的伙伴。总体来说，现有的西方社会医患权力关系的研究都认可医生权威性下降，患者作为消费者的权力提升，建立更加注重互动和发挥患者主动性的模式有利于建立医患间信任关系、形成良性的医患关系。

张晶以纠纷处理为例，对城市公立医院医患权力关系及赋权的研究指出，在医疗过程中医生掌握着用医学知识解释疾病，用医疗手段和技术检测来治疗疾病的权力；患者掌握着基于生活世界和生活经验定义疾病对自己身体和生活的影响的权力，而这两种权力在医疗场域内是不对等的。医生所采用的父权主义模式强调医生在医疗过程中对知识的垄断，对医疗过程的绝对解释权；而患者基于生活世界对自己身体感受的解释则被贬损，权力遭到排斥，无法以对等的权力参与疾病的医疗过程（张晶，2019）。涂炯等关于医患沟通的研究也指出，在门诊的医疗对话中患者的话语常常被医生打断，取而代之的是效率逻辑下的结构化门诊会话，其目的是进一步确认自己的权威，让患者及其家属接受治疗方案。在这种权力不对等的权力关系下，患者认为由于自己的非专业知识（来自生活世界和生活经验的知识）从未受到重视，无法与医生建立信任关系，不相信医生在这样的权力不对等的医疗过程中会以病人的需求为出发点（涂炯、亢歌，2018）。在多起医疗投诉案例中，患者均提出"沟通不足"、医生态度"傲慢"，"不把病人看作平等的人"，它们是引发医患间不信任和不良医患关系的主要原因。

在一例有关技术人员定位不准确引发的投诉中，患者及其家属提出了对医患沟通不足的质疑。经 A 医生诊断后，患者在医院做放疗。但是做了几次之后，另一位医生 B 发现技术人员定位不准确，需要重新做，这在经济上和身体上对患者而言都是损失。患者及其家属认为，这是医生跟患者沟通不畅导致的结果，医生应该更加人性化。

> 人都有犯错误的地方，但是医生还是要跟病人有个沟通的过程，人性化一点不行吗？难道因为你们是医生，我们是病人，你们学的东西是对的，你们干错了就行？社会在前进，人与人之间也应该好好沟通。（老袁的妻子）

在另一个关于术后不良反应导致回溯沟通不足的案例中，患者做了肾癌手术后休克，医生建议切气管，又出现气胸，后来气排出来后，患者一直昏迷未醒，已经有 4 个月了。

> 你认得我吧。到现在病情都没有转机，我们都没追责、从入院到现在都 4 个月了，一点起色都没有。我一点都不满意，关键是尽量用最好的方法。我也没有跟你们大吵大闹，这样拖着，病人辛苦，我们家属也辛苦。医生有什么事情应该跟我们说一下，让我们心里明白，不能不明白，医生找我很容易，我找医生不容易啊。（林生的大儿子）

一位多发性骨髓瘤患者在外院治疗效果不理想后转至 Z 肿瘤医院治疗，进行了四个疗程的化疗，效果良好。主诊医生建议做干细胞移植手术。结果，术后效果不理想。数月之后病情复发，主诊医生便用另一种化疗方案进行治疗。一个多月后患者气喘咳嗽，看中医仍不见好转。于是又找到原来的主诊医生，但主诊医生当天不在，由另一位医生顶班给患者做了检查。两天后（周六）患者病情加重再次联系主诊医生想要住院，主诊医生表示没有急诊，建议患者到其他医院住院到周一再找他诊治。患者便到外院抢救，但是无法有效控制病情，第二天死亡。患者家属认为患者在出现感染后医院未及时诊断出，导致耽误治疗时间，要求赔偿31万元。

患者家属在投诉书中有一句这样的表述"医生多说一句话可能就挽回患者一条命"。患者家属的话语中透露了对医生态度"傲慢"、不愿与患者沟通的不满。患者家属认为自己找到医生了解病情很不容易，认为医生多说一句话就可以挽救患者的生命，而医生却没有展示重视患者的身体和生命的态度。患者家属认为专业知识带来的权力和稀缺的医疗资源让医生变得"傲慢"，这种傲慢和对患者的"不屑""不愿多说一句"对医患间信任关系带来负面的影响。休恩等关于医生的谦逊态度与患者满意度、信任和健康状况的研究指出，谦逊的临床医生从他们的病人那里获得更高的信任感，患者的信任带来满意度、依从性和忠诚度。谦逊的医生使患者欣赏他们的诚实和正直，由于他们更有可能让患者参与医疗决策，患者可以相信他们不会因为傲慢或无能而提出错误的建议（Huynh et al., 2019）。

四　小结

本章讨论了现代医疗系统中的信任关系的特征，分析了"入口处"的体验、风险与不确定性、知识的反思性特征这三个医疗系统中影响患者信任的核心概念，指出患者基于对医疗系统的预判而形成的系统信任存在"难得而易失"的特征。而在传统的医患关系中，医生由于长期与患者互动，关注患者的身体、心理感受和生活世界，注重交流和安慰而形成的人际信任则是更加长久和牢固的信任关系。从医疗纠纷的化解过程来看，人际信任能有效化解系统信任不足的问题，帮助建立良好的医患关系。优化医院"入口处"体验的医疗流程，从人文关怀角度入手更加关心患者的身体感受，重视患者从生活世界和经验出发总结的非专业知识均有助于建立更好的医患信任关系。在高水平医疗系统中医生主导的医患权力关系正逐渐遭到患者越来越强烈的不满，这种不满来自医生态度上的"傲慢"和医患间的沟通不足。患者作为消费者的权力日渐提升，与医生建立"伙伴式"的平等权力关系是建立医患信任可以探索的新路径。这部分内容将在第四章结合康复医疗案例进行讨论。

第四章
民营医疗机构中的知识呈现
和信任关系

一 民营医疗机构内的医疗实践

随着科学技术的发展，医疗知识介入了人们对于身体的治理过程，医疗实践实质上是医生根据患者的情况选择医疗知识再说服患者采纳的过程。由此，身体已经不仅仅是一个客观描述生理状态的医学概念，其建构性特质已经成为学者的共识（沃林斯基，1999）。为了分析医疗实践如何建构和形塑患者的身体，医疗实践通常被置于患者身体经验—医疗话语的互动框架之下加以探讨。

权力被认为是一种通过使用技术呈现知识而实现的成就（马修曼，2014）。在医疗实践的过程中，医疗话语与权力有着密切的关系。正如福柯的知识—权力理论所言，医学知识通过医疗话语表述出来，医疗话语是医方权威的产物，表现为对医疗实践的制造，从而为医方权威的运转提供合法性，然而这并不意味着医学知识的存在完全等同于医方权威的建立（王友叶，2018）。

医疗知识是医疗决策的核心要素，医疗机构只有确保所运用知识的专业性与权威性，才能保证其疗效以及口碑，从而在医疗服务市场的竞争中获得优势。而现有研究对拥有医学知识的医生在医疗场域内是否应该拥有绝对话语权仍然存在争议，这也就意味着对医疗实践模式的研究离不开对医疗场域中知识及其背后的权力博弈的分析。笔者认为，医疗场域内的医学知识不能仅被视为一种工具，我们应当着眼于医疗知识的动态建构过程，故而本章将把知识与权力的关系置于医疗实践的微观过程中加以探究。本章着眼于医疗服务提供者（包括但不限于医生），如何呈现医疗知识，通过医疗场景下的异质性网络使知识通过治疗手段作用于患者，通过疗效（主观感受和客观数据）使患者认可和采纳医疗知识，并主动参与知识建构的微观过程。在中国的医疗体系下，民营医疗机构与公立医院之间存在显著的差异性。无论是从医疗知识的呈现方式，还是从医疗机构与患者的信任关系和权力的分布来看，民营医疗机构与第三章所讨论的公立三甲医院都有本质的区别。因此，以下笔者将从中国民营医疗机构的发展现状与医疗机构内的知识与权力关系两方面对过往的实证研究进行梳理及回顾。

1. 民营医疗机构的现状

近年来，我国民营医疗机构得益于国家政策的大力扶持而迅速发展，这在一定程度上缓解了公立医院资源紧张的境况，这一新兴医疗机构也引发了学界的广泛关注。研究者对民营医疗机构展开了研究，他们的主要研究内容有民营医疗机构的现状、发展困境、对策以及未来的发展趋势等。一些学者指出民营医疗机构的内部经营策略存在缺陷，相关支持政策较为模糊，自主定价名存实亡缺乏市场竞争力，监督管理还有待加强（杨小兵、王芳、卢祖洵，2005；王小万，2009；向前等，2013）。此外，小部分研究者针对公立医院与民营医疗机构之间的差异开展了相应的研究，尼燕从经营状况入手指出民营医疗机构的发展速度快，但是其医疗业务占比还是远不如公立医院（尼燕，2015），而秦美娇等人则以营销理念为切入点，发现公立医院的营销意识远不如民营医疗机构（秦美娇、张云婷、杨静，2006）。张天舒则关注医患信任建立模式的差异，并指出民营医疗机构医疗性弱化，更加注重服务属性，其主要通过建立关系网络来确保机构绩效，患者对其的信任是从人际信任向系统信任发展而建立起来的（张天舒，2017）。

随着医疗服务市场化，民营医疗机构开始迅速发展，医生已不仅仅是医疗知识的代言者，他们同时也是销售医疗服务的代理人，部分医生把病人当作客户来对待，患者也不再将医务人员视为纯粹的"白衣天使"，开始怀疑医生是否为了盈利而进行过度医疗（王中明、李建华，2012）。民营医疗机构本质上仍旧是医疗机构，其可持续发展主要还是与医疗服务受认可度有着密切的联系。然而，过往研究忽视了民营诊所与公立医院之间运营模式差异性对民营医疗机构内部医疗服务模式的影响，从而缺乏对民营医疗机构内部医疗实践模式的关注。在民营医疗机构中，医患双方的角色定位在很大程度上受到了消费文化的影响，患者也由此对于自身身体主体性有所期待（余成普、朱志惠，2008）。虽然在民营医疗机构中，医生更注重患者的医疗体验，医疗机构也一般能提供更为舒适的医疗环境和服务体验，医患间更多形成人际信任关系，但是由于缺乏公立医院中体制信任的背书，患者对于医生的核心技术能力的信任则需要在医患的互动中进一步构建。

2. 医疗机构内的知识话语与权力博弈

医疗化理论认为，随着医学技术的扩张，生活中原本不属于医疗的部分逐渐被医疗知识解释并成为医学问题，并且加入医疗制度安排之中。在过去，生物医学的兴起赋予了医疗知识垄断性的权威地位，身体往往被视为医疗仪器所定义的无声客体，生物医学认为"人体像一台机器，疾病是这台机器的故障，医生的职责是修理这台机器"（考克汉姆，2014）。现如今，国内外学者开始关注日常生活"活生生"的身体的声音，指出人们过分仰赖医学话语的判断来认知身体，医疗技术的介入使身体成为被监控和干预的场域，从而失去了其主体性。例如，林晓珊通过对于产检的研究发现，身体经验被医学话语所贬低，而母职体验则变成了一种经由医疗知识话语所主导的想象（林晓珊，2011）。

在医患互动研究中，国内外学者主要从权力规训的角度探讨医疗知识如何贬低身体经验并实现对身体的控制，他们普遍认为医疗知识呈现过程中医患之间知识不对等导致的权力不对等问题尤为突出，故其大多将缺乏医疗知识的患者的失语视为必然的结果（吕小康、汪新建，2012）。在上一章，笔者也论述了公立专科医院中医患知识和权力不对等的现状。然而，随着患者自身医疗知识的增加以及医疗市场化进程，我们可以观察到当今社会中医患纠纷频频发生，医生不断遭到患者质疑，其绝对权威被动摇，医疗知识的扩展和医疗技术的提高并不能带来绝对的专业权威（Zhou & Grady，2016）。与此同时，医疗服务市场化也带给了患者更大的选择空间，这就意味着患者在甄别和采纳医疗知识时具备一定的主体性，患者的弱势地位是有待商榷的。特别是在民营医疗机构中，患者作为顾客的权力进一步彰显。

在医疗空间中，权威之所以能够建立，是因为福柯所强调的权力和技术在医疗空间大行其道，这些权力和技术通过宰制个体而使之客体化并最终决定个体行为。而个体在医疗空间下也倾向于让渡自己的权力去配合医生的医疗活动。至于权力和技术在医疗空间中如何呈现和运用，福柯在《规训与惩罚》中探讨了权力的物质性（福柯，2003），认为只有通过具体的布置与安排，权力才有可能被实现（马修曼，2014）。这种权力的物质性概念也被拉图尔所承认，"当权力行使时，只有通过并不禁止的事物和并不破裂的联系，这种行使才能更长久并进一步发展"（拉图尔、伍尔加，2004），他将权力认定为技术运转的效果。

权力技术的物质呈现形式是多元的，不仅可以以语言为载体，还可以作为景观而被呈现（Steven，2000）。过往研究者往往通过分析医患沟通中的话语来研究医疗空间内的权力技术，认为医生通过专业话语体系与支配性话语模式来行使和巩固支配患者的权力（涂炯、亢歌，2018），然而，治疗环境、医生穿着等其他展现医疗技术知识的权力技术却鲜少被提及。福柯在《临床医学的诞生》一书中，明确肯定了空间、知识、权力的关联性（福柯，2001）。Zhou 等人也认同了这一观点，他们研究发现医院建筑环境并不是承载医疗服务的"中性容器"，而是权力运作的手段之一，它能够有效改变患者对医生权威的认知从而增进医患信任程度（Zhou & Grady，2016）。然而，医生权威的建立是否能促进医患沟通仍然存在争议，Curtis 等人认为这些权力技术在建立医患信任的同时，反而会妨碍患者自身的权益，使其无法充分了解自己的病情或得到充分的治疗（Curtis et al.，2013）。

可见，医疗场域中的知识与权力呈现一种共谋共生的样态，医疗权威的建立发生在医疗知识的生产过程之中，医疗知识通过医疗空间内多重要素（环境、制度、话语、器械等）的策略性布置来发挥权力效应从而推动医疗实践的进行。在探讨医疗知识如何被采纳并且推动医患沟通时，我们应当把医疗空间内多种多样的行动者都纳入考虑范围之内，而不能仅局限于医生与患者。

本章从民营医疗机构内部的双重权威如何影响微观医

疗实践过程切入，在行动者网络理论的框架之下围绕民营医疗机构内部的知识呈现形式和医患信任建立模式展开实证分析。首先，分析医疗场域内的非人行动者如何展现医疗知识；其次，关注医患互动中医生的医疗知识如何通过人和物相结合的治疗方法获得疗效，疗效又如何作为医生医疗知识成功转译的结果，说服患者加入行动者网络；再次，分析民营医疗机构中如何把信任的嫁接作为吸引患者进入医疗机构的方式，如何构建更为牢固的医患信任关系；最后，分析伙伴式医患关系的建立如何有效地帮助患者康复并使患者获得满意的医疗体验。本章试图通过全面和深入地展现民营医疗机构内的医疗实践过程，从对医疗环境、医生话语、信任嫁接模式、伙伴式关系建立等权力技术的呈现形式入手展开论述，讨论民营医疗机构的医患互动。

二　医疗实践中的非人行动者

1. 门店环境的符号意义

G 市 R 康复医院坐落于 G 市中央商务区，目前已与 G 市多家省市级公立康复医院和大学附属医院等达成战略合作协议，拥有较为权威的治疗师团队。R 康复医院位于六楼整层，整体内部景观如图 4 – 1 所示。

前台接待区的右侧是康复中心的宣传折页和治疗师名片，再往里走是物理治疗大厅，物理治疗大厅里有一套国际化标准的现代智能康复设备。治疗师名片上面有该治疗

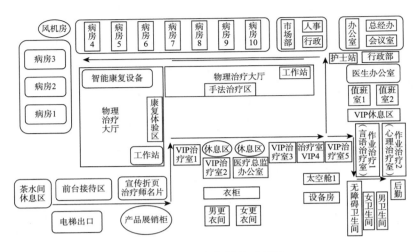

图 4-1　R 康复医院平面图

师的毕业院校、专业、技术认证、擅长的康复领域等说明，以供"客户"参考。此外，康复医院的大厅墙壁上面有LED屏，24小时滚动播放与康复有关的科普知识和医疗知识。医院通过这样布置治疗大厅及以外的公共区域，给客户留下专业化和国际化的印象。

> 第一次我觉得这里环境很好，对，挺专业的，也挺舒适的。我看他们的这些设备，比如说水中跑台啊，还有那个，那个具体专业的叫什么，我不知道了，但是我之前在网上看到过，我知道那些设备都是挺好的。（薇薇）

通过呈现出来的医疗场景、医疗服务提供者（包括医生、护士、物理治疗师等）的名片上的专业技术认证等符号景观，R 康复医院使客户认可他们的专业康复理念和医疗知识，并最终选择该医院作为身体走向正常生活的驿站。安德森和阿迪（Andersen & Aday）指出，影响患者就诊选择的一个非常重要的变量，是某一特定医生能否作为病人固定的保健服务的提供者。他们认为在相对固定的医患关系中，患者感觉相对舒适，且对医生的诊断能力和治疗技术具有信任感，这是患者就医行为选择的重要影响因素（屈英和，2010）。

负责门店装修的设计师对此是这么解释的：

我们要做的就是医疗中的服务，更加突出服务者的这种感觉，你如果完全做成医院的感觉，我们会担心和医院的专业度形成体验落差，毕竟我们也不是纯做医疗的，我们更加希望为目标客户群体提供这种未病先治的服务，让客户缓解症状的同时还规避了不好的就医体验。（设计师 Marco）

由此可见，医疗空间并不只是一个医疗服务开展的中性空间，而是被赋予一定象征意义的物理空间。R 康复医院的管理者希望通过装修和布置空间的手段，例如在治疗室内布置有医疗仪器的宣传说明，为患者展示一种专业优质的医疗服务提供者的形象，兼顾服务感与医疗性，在满足医疗需求的同时，给客户创造良好的体验感，从而增加客户的信任感。

除此之外，治疗区内摆放整齐的医疗器械、诊室里蓝色的一次性床单、门店公共区域摆放着有别于普通垃圾箱的明黄色医疗废物回收箱，医生统一穿着白大褂，治疗师也有着统一的蓝色制服，医务人员进行治疗前会用诊室墙壁上摆放的消毒洗手液消毒双手，筋膜刀等仪器会在治疗室内进行消毒，如需使用直接从消毒机中取出。这些门店内的非人行动者无一不在向客户展现该机构的卫生程度与专业性，提醒每一位到医院的客户都是等待接受治疗的患者。无论患者本身的诉求是怎样的，进入这样的医疗场景中，他们在潜移默化中接受着治疗空间内符号意义的暗示。这些环境布置与器械设备加入了医务人员的行列中，成为行动者网络中的一员，暗示到店客户的患者身份，通过营造洁净专业的形象，向患者传递信息：我具备足够的专业能力帮你找到并解决身体上的疼痛问题，你即将接受有效的医疗服务。

例如，R康复医院的诊室内均放置了骨骼模型，暗示患者这家机构的医生拥有进行相关知识解释的能力，医生在治疗过程中使用该模型，能够更好地向患者陈述专业知识，便于患者理解和采纳，让患者尽可能地参与医疗决策，确保患者在医疗实践中的知情权。

我会通过模型来摆出患者的体态姿势，把患者难以想象和感觉的体态实现可视化。比如腿麻，患者可以明显看到骨盆倾斜后左侧椎间孔的间隙变小压迫到了神经，让他明白问题根源后，再告诉患者我会通过什么手法来调整他的椎间孔间隙，从而避免压迫神经，症状就可以缓解了。

可见，尽管医疗场景内的非人行动者本身不等同于医疗知识，甚至只是医疗知识的宣传载体，但是它们经由其他行动者策略性地布置或与其他行动者发生互动，从而直观地以易于理解的方式向患者传递了医疗知识，或暗示患者该医疗机构的医疗属性，塑造该机构专业先进的医疗服务印象。

2. 个性化的服务与"第三人"的加入

不同于公立医院，R 康复医院的管理者对医疗团队与运营团队提出了要求，强调机构运营应体现服务感与医疗感的平衡。

> 我们的评估和治疗流程都是根据国内外科研文献去制定的，治疗师可以有足够的空间和时间去根据每一个患者的评估结果，制定个性化的治疗方案。在整个康复过程中，有前期的患者治疗事项的评估报告，在中期会根据客户的实际情况进行康复（调整）。这个过程是交叉往复进行的，直到客户回归到自己满意的身体状态，可以说是"量体裁衣"了。（王医师）

客户在接受治疗期间，会有责任治疗师、客服人员、回访顾问等工作人员与之相匹配，每一个客户都有一个自己专属的微信群，为他提供一对一专属服务。在客户的康复过程中，线下与客户互动最多的是责任治疗师与护士，线上与客户互动最多的是责任治疗师与客服人员。患者选择 R 康复医院的就医行为，一方面是对该医院医护人员专业性和科学性、医疗设备国际化和标准化的认可；另一方面是对客服等其他工作人员服务专业性的认可。

> 除了就是我定时地来这里就是做康复以外，我们还有……有个群，就是医生 Gary、治疗师和我三个人，在群里面我们也会有一些互动，主要就是预约、改变时间，或者在治疗过程中，医生会拍个视频啊，发给我，让我回去自己对着观察一下做得怎么样。（覃小姐）

目前 R 康复医院已经形成了较为完整的、专业的接诊流程。在接诊流程中，患者的初次评估情况对物理治疗师和医生制定后期康复治疗方案十分关键。对于"客户"来说，在康复治疗的过程中，第一步大多是减少疼痛，第二步是进行康复训练，第三步是回归正常生活。这三步不是分开的，是相辅相成，同时进行的。目前，比较有代表性的运动康复治疗模式是游国鹏在《运动康复干预研究》中所描述的三维治疗模式（见图 4 - 2）。

在 R 康复医院，每一位康复患者都有除了医生、治疗师等医护人员之外的客服人员与其对接，帮助其安排康复时间等相关事项，我们在这里将其称为"第三人"。这样一

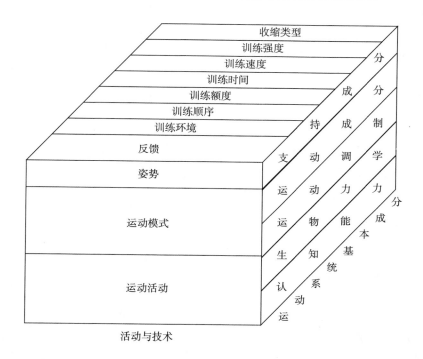

图 4 - 2 运动康复三维治疗模式

资料来源：游国鹏（2018：6）。

个在现代医疗组织体系中扮演了桥梁的关键角色有助于建立伙伴式的医患信任关系，弥补了现存医疗场域的信任不足。医护人员以易于理解的方式向患者传递医疗知识，并与"第三人"一同帮助患者"养成习惯"，"第三人"在医疗技术与专业性之外传递信息，必要时可以起到安抚患者情绪的作用，患者可以适时、及时地和医护人员、客服人员等进行沟通。

就有感觉不舒服啊，跟他们的这种互动挺顺畅的。（米粒）

有问题我（不好意思）问治疗师，我在家，就微信（发）给客服。（Alan）

3. 评估与治疗仪器

作为医疗机构必不可少的非人行动者，医疗仪器是医生确诊和给患者提供医疗康复方案的重要依据。现代医疗过程几乎都是医疗仪器与执业医生相互配合下的异质性网络。为配合 R 康复医院的一套标准化患者康复评估流程，中心配备了与医疗理念相配合的仪器。仪器和康复设备包括 Primus RS 模拟仿真测试评价训练系统、C－MILL VR 跑台、MR Cube 运动控制反馈仪、多功能离心测试训练系统、视觉反馈无轨迹缆柱运动控制功能测评训练系统、下蹲肌群视觉反馈训练系统、上下肢交叉运动训练器、Pablo Plus Pro 上肢多功能测试训练系统、FMS 功能性动作筛查系统、可视化疼痛阈值检测仪、多点多轴悬吊系统、SET 悬吊康复工作站、站立床、DMS 高能量深层肌肉刺激治疗仪、DJO 冲击波治疗系统、肌骨超声、水中跑台等。

康复理疗区域内靠窗的位置一次排开五台仪器设备，其中评估中用得最多的是一台肌肉力量评估仪器和一台步态评估仪器。等速肌力评估训练仪可用以测量患者肩、肘、腕、髋、膝、踝六个关节周围的肌肉力量。通常的测量方法是分别测量患者身体同一位置的有病灶关节和无病灶关节，例如左腿膝关节周边的肌肉和右腿膝关节周边的肌肉。

机器能直观地显示两边关节周边的肌肉力量差距。数据直接显示在机器自带的屏幕上，机器也会对数据进行简单的分析。例如，膝盖受过伤的腿和另一条腿相比肌肉力量之间的差距为30%。一般会有两名康复师协助一名患者完成肌肉力量的测试，记录数据，并把数据填写在患者的评估表上。

> 我原来还真不知道我两条腿的力量差距这么大，其实我这条腿手术后已经3个月了，我觉得还是恢复得挺好的，也没有感觉有什么疼，走路也正常。但是现在看来这条腿的力量比另一条差了这么多。（莉莉）

除了在患者初次进行健康评估的时候机构会用仪器呈现直观的肌肉力量数据，在患者按疗程进行康复的过程中，机构也每月都会用仪器进行评估、记录患者全疗程期肌肉力量的变化。对患者来说，仪器给出的数据是自己身体情况和康复训练效果客观和真实的反映，是自己是否进行康复训练和如何调整自己的训练的重要依据，同时也是医生、理疗师进行诊断和设计康复疗程的重要依据。

> 我每个月都很期待上这个机子，这样我就可以看到每个月训练的变化了啊，这个月的练习效果怎么样。我就知道自己想训练的这个地方到底练得对不对。如果看到数据好，那心情就很好。（冯先生）

医生对于仪器的测量方式和数据呈现方式的认可度也很高。虽然从医生的专业角度来说，对患者病情的分析和确诊的最核心指征并不一定来自仪器提供的数据，但是仪器能提供给患者的心理满足感和对自己身体状态的直观了解有些时候是其他更为核心的确诊手段无法提供的。

> 这个等速肌力测试仪器的原理就在于保证运动速度恒定的情况下得出关节周边肌肉的力量数据，其实这个并不是诊断肌肉是否萎缩的最重要指征。一般我们是通过触诊来判断肌肉的情况的。但是这个仪器的使用对患者了解自己关节周边肌肉的情况非常有帮助，因为数据马上就呈现出来了，你看那两个柱状图，每一次测试完两边的力量差距就很明显。然后就是训练一段时间后，再和以往的数据进行比对，患者能看出自己身体的变化，他们就有信心了，就愿意相信我们设计的康复计划，针对哪块肌肉要怎么练习。虽然说练的时候要吃点苦，但他们看到了成果就会愿意坚持，依从性也会更好。触诊的话，我们的医生和理疗师知道他们的情况，但是你跟他（患者）讲他（患者）感受不到的。（刘医生）

C-Mill 步态分析仪通过记录患者在仪器上面走路或跑步时的步距、步宽、步幅和持续时间等数据，对患者的髋关节、膝关节和踝关节的情况进行分析。患者在进行测试的时候可以通过面前的大显示器看到自己在运动中的体态和步态问题。仪器可以直观地显示身体倾斜的角度，关节发力点的位置等情况。仪器的辅助，为医生诊断具体的病灶位置划定了范围。例如，仪器显示患者走路过程中步幅和持续时间不一致，一边步子大、一边步子小，身体在走路过程中发生一定的倾斜。这个指征结合患者手术的位置和对自己病情的叙述有助于医生在结合指南下诊断。

虽然仪器在评估和检查中产生的数据只是作为医生判断患者病灶的依据和辅助，对于患者来说，能通过显示器直观地看到自己身体的问题是一个非常有效的动员。患者认为仪器设备给出的数据是自己身体状况更加客观和科学的呈现。患者通过对自己身体影像和数据的了解，更为精细化地知道自己身体的问题具体出在哪里。而通过医生的分析和评估，患者被告知哪些康复仪器能够有针对性地解决存在的问题。进行康复疗程的患者定期还会使用同样的仪器进行测试和比对，医生利用客观数据说话的方法告诉患者他们病灶的康复情况和身体在运动训练后改善的情况。这些仪器记录和输出的数据也在后续成为患者分享治疗成果、医生分享患者康复案例中的重要支持。

综上所述，笔者认为医疗场景中的非人行动者（器械、空间布置、流程、制度等）通过与人类行动者（第三人、医生、患者等）紧密地联结在一起发生互动的形式参与了转译者的行列，非人行动者所施展的能动性不完全等同于主动性，但它们以塑造专业形象、提供客观数据和影像或传递医疗知识的方式来参与"转译"，这些非人行动者改变了原有物理空间的中性属性并赋予其医疗性，从而暗示并"招募"有治疗诉求的患者采纳该医疗机构所倡导的医疗知识从而扩大行动者网络，使这种医疗理念得到应用与传播。

三　作为"转译者"的医生与患者

不同于非人行动者，R 康复医院搭建的行动者网络里的医生是医疗知识和理论的掌握者、直接传播者和主要倡导者。医生的治疗过程主要分为三个步骤：第一步，是最核心的一步，确诊。医生通过交流、检查、评估等一系列手段结合自己的核心技术和经验找到病灶所在。第二步，制定治疗方案。医生把知识和理论转化为一套康复治疗方法进行医疗实践，他们决定了把知识和理念转化成可实施的治愈患者的方式。第三步，在治疗过程中，医生与患者进行沟通并调整治疗方案。

由于康复患者的康复疗程一般用时三个月至一两年不等，所以在这个过程中医生需要长期监控患者的康复情况，并且调整治疗方案。基于对 R 康复医院的医疗实践的观察，笔者认为医生的知识和理念可以借由两种模式转化为治疗手段。第一种是以物理治疗师为执行人的治疗手段。物理治疗师负责把医生针对每一位患者设计的治疗方法通过具体的治疗手段（分部位的运动训练、仪器辅助的训练、放松手法、心理安慰及鼓励等）落实于患者的身体。医生、物理治疗师和患者共同关注的核心是"疗效"。医疗机构要想获得良好的口碑并实现盈利的目标，必须使患者看到疗效，疗效使患者认可治疗师的治疗手段、医生的医术和机构所宣扬的治疗理念，于是患者就加入了行动者的行列，主动向他人推荐该医疗机构，从而招募和动员更多的患者加入行动者网络之中。由此看见知识的传播和意义的获得不是一个线性的过程，而是一个螺旋的过程，互动和互构使知识和理念最终获得认可。这也就意味着，医生、物理治疗师和患者都担当着行动者网络中的重要转译者角色，医疗实践是一种医生向患者陈述医疗知识并解释医疗方案、通过治疗手段获得疗效并获取患者采纳和认可的转译活动。第二种是医生以相对简单的康复辅助工具作为治疗手段缓解患者身体的不适，从而起到治未病、保健和提高生活质量的作用。在这个过程中，医生通过康复辅助工具成为医学知识和患者之间的联结者。例如，一部分有膝部半月板磨损和积液的患者存在足弓塌陷的问题，解决膝盖疼痛的问题除了理疗之外，还需要从根本上解决足弓塌陷的问题。医生会建议患者定制符合自己足弓塌陷角度的鞋垫，在日常的活动中在鞋垫的帮助下从解决足弓塌陷的问题开始逐步解决膝盖疼痛。而对于儿童来说，在较为年幼的时候定制鞋垫或鞋子能完全解决足弓塌陷的问题，从而达到治未病的效果。

接下来，笔者将详细分析医患互动中转译是如何开展的。在过往的医患互动研究中，医生往往被赋予了一种高高在上的医疗权威形象，他们掌握了患者所不具备甚至无法理解的医疗专业知识，并通过这种专业话语体系将患者的身体经验置于医疗决策的边缘位置，从而获得患者身体治疗的主导权，这在一定程度上限制了患者的身体主体性，并为医患矛盾埋下了隐患，不利于医患信任的建立。而行动者网络理论为医疗场域中的医患关系提供了一种新的思路：基于共同利益的同盟者。私立医院的医生与患者之间的信任关系与公立三甲医院有本质的区别。因机构背书，患者对三甲医院医生的专业能力有比较盲目的信任感（详见第三章）。且公立医院又因为一定的公益性以及医疗资源的稀缺性降低了患者对于医疗收费的敏感性。而私立医院则需要通过与患者沟通让患者认可他们的专业能力，主动地获取信任。因此，为了让患者更好地理解和接受他们所呈现的医疗知识，他们会先将自己和患者结为应对共同问题的同盟，去实现共同的目标——疗效。他们希望向患者传递积极信号：我是帮助你治疗病痛的医疗服务提供者，而非单纯兜售医疗服务的商人。

> 在和患者沟通的时候，我最关注的是如何建立信任感，如果没有信任感的话，人家说什么都会排斥。所谓信任感的建立，就是你作为医生必须站在他的角度去帮助他，让他感觉到你在帮他解决问题，而不是单纯说要开几次治疗。（陶医生）
> 和病人充分沟通固然重要，但是要他们相信你，

愿意跟着你的方案治疗还是要看你能不能第一时间找到他（她）的病灶，例如，她说膝盖疼痛，那膝关节内部肯定有炎症，但是造成膝盖疼痛的原因有很多种。我们这里也有对照的医疗导图，具体是哪一个部位导致膝关节有问题，有些病人是膝部本身，有些病人可能问题出在足踝。如果你能准确地给他（她）找到这个病灶，除了缓解他（她）的疼痛，还让他（她）看到你的康复方案短时间内就有作用了，那他（她）肯定是相信你了，并且愿意配合后续的疗程。（陶医生）

为了界定和寻找共同问题，医生并非只是单方面地安抚和暗示患者，他们在治疗过程中也没有单纯依靠仪器的判断，有些专业术语如"筋膜张力"很难懂，这也就意味着医生在诊疗过程中需要借用患者的身体经验作为专业术语解释的辅助对象，帮助患者能够真正地参与医疗决策。以下是笔者与刘医生在治疗过程中的对话：

　　刘医生："颗粒感能感觉到么？"

　　笔者："对的，的确有，为什么会这样呢？我以前怎么感觉不到？"

　　刘医生："这是局部筋膜张力导致的。这个一般要同一部位来回松解3~5次。现在没有那么明显的颗粒感了吧？"

　　笔者："对，的确有效果。"

无论是刘医生还是陶医生，他们都强调病人的反馈对于他们开展后续治疗的重要性。这也就意味着，成功的转译必然发生在行动者互动的过程中，而患者并非只是医疗技术的被动承受者。

问诊时间是不可能严格控制的，很难去压缩，我一般是会超时间的，因为这个康复治疗是建立在发现问题的基础之上。如果不在问诊上花时间，那之后的治疗就会是盲目的。客户必须要给到我们一个反馈信息，否则我们不知道做的那一块部位是对的还是错的。（陶医生）

如果病人觉得疼痛的话，我就要重新评估一下，看到底是病人痛点比较低还是我的手法的问题。我会在经判断的受损部位和一般部位让病人进行一个对比，再决定具体怎么处理。（冷医师）

可是，面临共同的问题并不足以实现行动者的招募和动员，患者是医疗服务的购买者，其消费者的角色使他有权选择医生及医疗机构进行治疗。换句话说，医疗机构里的医生如果想要获得患者的认可，他们必须首先展现满足患者利益诉求的能力，使患者有理由相信这个医生具备治疗病症的专业能力。在这一环节，医生通过让患者感知到疗效或者意识到医生的不可或缺确定双方稳固的医患角色关系，才有可能使患者对医生所具备的医疗知识产生认可。

首次治疗的时候，我一般都是以处理主诉为主，让他先觉得自己的症状有改善，再去引导他去关注身体的其他部位。（刘医生）

此外，医生能够为患者解答疑问并准确把握患者的病症也是获得患者认可的初步条件。医生不仅需要回应患者的疑问，而且其诊断还应与患者的身体经验相吻合，病人才有可能去相信医生与他们之间存在切身的利害关系：医生的确有专业能力去解决他们的病症。

我需要医生和我讲清楚原理，我这么多次来治疗，其实医生和我解释的时候我不一定能记得住，也不一定能够理解得了，但是我会希望医生来给我解释这些东西。我觉得倒不是专业名词在吸引我，而是我想要了解自己，人一旦被病症困扰之后，我就希望医生能够给出一定的解释让我知道我要怎么做才能去改善。（大毛）

我觉得他分析得还是挺有道理。之前腿受过伤，打篮球有扭伤过，导致右脚这一边的话，可能平常走路的时候受力就不是很多，所以他说可能我这边右脚会影响到整个身材的对称，分析了一下，我感觉说得还是挺到位的。（阿哲）

他说的我的问题是我所认同的，就是说他所诊断的这个问题是我知道我有的，我觉得他没有强加一些

东西，所以我就觉得他是专业的。（冯先生）

与此同时，正如患者大毛所言，医生在呈现医疗知识的过程中，患者"不一定能够理解得了"，而患者大多想要寻求医生的解答，这也就意味着医生必须要以患者能够理解的方式去陈述医疗知识。R康复医院的冷医生就会通过比喻的方法实现医疗话语体系与日常生活用语体系之间的转化，他并没有规避医学术语的使用，而是通过形象的说明使患者更易于接受他所运用的医疗知识。

我们使用筋膜枪来放松深层的肌肉，我们先从1挡开始这样，这样的力度是否能够接受？筋膜枪就有点像排痰器，会促进胸腔的绒毛运动，引起排痰反应，你会有一点喉咙的异物感。（冷医师）

杨主任也认可这一解释方式，他认为打比方的解释方法"可以把医学知识通俗化，让患者更好理解"。除此之外，他还会采用动态评估的方式，让患者体验不同体态位置下的疼痛反应，从而让患者信服他的诊断结果和治疗方法并遵从他所提供的医疗方案。

我还会借助动态评估，让患者根据我的初步判断来做一些动作，比如我判断他骨盆前倾，我就会让他朝后仰，如果痛得要死，我帮他把骨盆摆正了再往后仰，他就不痛了，这种时候就可以和患者说，你这个疼痛是由体态导致的。我现在可以帮你解决疼痛，但是你要是想要不复发，就要做一定的康复训练，保持骨盆的位置，只有这么解释的时候才会有说服力。（杨主任）

刘医生还提出解释的时机也非常关键，只有提升患者在诊断中的参与感，让他在身体经验中感知到病症所在，才能更好地接受晦涩难懂的医学知识。"我一般会把解释放在问诊后的治疗过程中，会比光解释更加容易理解。"（刘医生）为了能够获得患者的认可并招募更多患者来实践机构所倡导的治疗理念，医生不仅需要以通俗易懂的语言向患者解释病症，他们的态度和语气也起着非常重要的作用。公立医院的医生往往将患者的身体置于身体风险的语境之下，告诉患者如果不治疗就会导致严重的后果。然而 R 康复医院的医生往往采取相对温和的建议态度，让患者在心理上更加易于接受。

以前的医患互动是生物医学模式，不会关注你的心理感受，患者也会因此有一种弱者心理，认为有什么问题一定就是医生的问题。我们现在就要安抚你，而不是恐吓你，告诉你的症状没有那么严重，对你的生活影响没有那么大，我是可以帮助你治好的。很多疼痛其实和他的心理因素也是有关系的。如果在一个比较合适舒服温馨的环境里，我去和他分析并讲述我的观点，在他接受的情况下，就能够更好地解决病症的问题。现在我们不再只针对病人的病症来解决问题，而是会把他的心理因素也纳入考量。（杨主任）

四 以医学专家为媒介的信任"嫁接"

在上述对于 R 康复医院内部医疗场景布置以及医患互动模式的分析中，笔者发现 R 康复医院有别于公立医院和以医生的人际信任为核心的小型私营诊所；为了建立良好的口碑，它追求专业性与服务性的平衡，注重患者在医疗实践中的体验感，医生与患者也处于相对平等的同盟者关系之中，医患会话呈现更多的协商性特征，而非纯粹的宣教或全权由医生主导。但是在这样的医疗场景下，R 康复医院内的驻院医生、物理治疗师与患者间的信任关系仍然受到两方面因素的影响。

第一，患者对私立医疗机构的盈利性的防备。医患互动的过程并非总是顺利的，即便医生尽可能地以易于理解的方式向患者解释病症或者从治疗必要性入手向病人提一些温和的建议，仍旧可能会引发患者对过度治疗的怀疑。

> 对这种整体的医疗观，病人的确不会太接受，他只想让你帮他解决局部的问题。我以前在公立医院接诊的病人中老人家就比较多，他们不太容易接受，而

现在有些爱好运动的病人他们对于身体协调的理解就会更加到位一些，也就更加容易接受。（刘医生）

除了整体性治疗的理念，R康复医院的疗程化治疗方案在转译过程中也面临着不少阻碍。一方面，肌骨疼痛与运动损伤属于慢性病症，难以通过单次治疗实现治愈，R康复医院的医生一般会建议患者定期复诊接受疗程化的治疗，而患者本身对此的认知是不足的，总是希望医生妙手回春一次完成治疗；另一方面，多疗程治疗的确也是一种增加客户黏性的营销手段。即便这种治疗理念确实从医疗必要性出发，医生也难免会面临"被推销"的质疑。

第二，患者对驻院医生的专业能力的怀疑。患者对医疗理念的接受程度，在初始情况下主要取决于其自身的知识储备，然而医生并没有静观其变，而是去争取更多患者来认可他们的医疗技术，民营医疗机构才能可持续发展下去。

我们在解释病症的联动效应的时候其实不会引发客户的恐慌，因为我们的治疗方案也是一个整体的方案。为什么你脖子痛，但是我在你的腰上做治疗呢，我会给他解释的。如果不解释的话，病人就会认为我们乱开治疗，质疑我们到底懂不懂。（杨主任）

怎么让患者愿意上门并接受医生的理念和医疗知识的作用则需要一定的媒介。如前所述，患者选择医疗机构时最重视的是医生的专业能力，但是建立对医生专业能力的信任需要一个从知识到治疗手段再到疗效的相对长期的互动过程。公立三甲医院其实是在利用各种符号和制度的力量为医院里医生的专业能力背书，也因此成为患者就医的首选。患者在公立三甲医院就医和进行手术等一系列活动中也能与公立医院的执业医师建立信任关系。

针对私立医疗机构存在的上述两个信任问题，R康复医院运用了信任"嫁接"的招募模式。三甲医院的执业医师成为患者与康复中心的驻院医生的重要联结者。康复中心每个月举办一到两次专场活动。由执业医师把自己的手术患者邀请到康复中心，开展科普讲座和身体评估活动。活动由三个流程组成：第一，科普与分享。三甲医院的医学专家举行有针对性的专题讲座，例如关于足踝损伤、膝部前叉损伤等的专题讲座。专题讲座内容的安排与医生的医疗知识和理念密切相关。例如在针对下肢关节康复的讲座中，医生首先指出下肢康复过程中遇到的难题：疼痛、肌肉萎缩、角度困难、本体感觉、重返赛场、恐怖心理等。然后医生会给出骨骼肌萎缩的诊断方法：骨骼肌量检测、骨骼肌力量测试、骨骼肌功能检测。最后医生会讲授训练时要注意的要点：强度、频率、开链训练与闭链训练的优缺点等内容。医学专家通过专题讲座把一套完整的医疗知识和理念有针对性地传递给特定群体的患者。每个患者在康复医疗机构能获得个性化的、依据自身病情设计的康复治疗疗程，通过科学的训练达到恢复健康的效果。在执业医师讲完专题讲座后，由已经在康复中心进行康复治疗的患者进行分享。患者代表介绍自己的病情和在康复中心通过运动康复后的恢复情况。之后，康复中心驻院医师分享康复案例，介绍治疗师、仪器设备、康复疗程等。

第二，仪器测试。每位患者通过三至四项配合仪器的测试了解自己运动损伤术后的身体问题。仪器包括肌肉力量测试仪器、步态测试仪器、柔韧度测试仪器等。仪器能给出科学和直观的数据分析。

第三，驻院医师评估。完成测试的患者拿着测试结果去找驻院医师评估自己的身体状况。驻院医师给出专业建议，为患者制定康复方案。

　　我那时候半月板受伤，做了手术，现在差不多四个多月了。但是膝盖在走路上楼梯的时候还一直隐隐地痛。一开始我以为刚手术完，过段时间就会好，但是过了三个月还是一直疼，我就开始有些担心了，是我在××医院的手术医生介绍我来这里进行运动康复的。（康瑗）

　　我都没想到杨医生这么关心我，我在看病的时候问他能不能加微信，他就同意了，我当时就觉得这个医生没有架子。然后给我安排的手术是下午的，我以为头一天晚上10点以后就不能吃东西了。所以我在10点发了一条朋友圈，说"从现在开始就不能吃东西了，要等十几个小时才能手术，好惨"。我没想到他还看了我的朋友圈，他给我发微信告诉我，手术前10个小时不能吃东西，不是晚上 10 点以后不能吃东西，还提醒我现在可以吃，吃饱一点睡觉，明天起来手术保持好的心情。我当时真的好感动，我就觉得杨医生对我这么好，他说什么我都相信他的。（白雪）

我跟 S 医生看病已经两三年了，他帮我做了两次手术。我觉得他的理念是很好的，他比较注意更新自己的知识。比如说我这个膝盖的问题，他会和他的同行还有一些国外他认识的同行讨论，然后告诉我最新的康复治疗方法和理念是什么。我那时候在 L 医院做完手术，那边只有一个康复师，也不能住院康复，所以 S 医生觉得 R 机构各方面都挺专业的，我就到这里来康复训练了。（Zoe）

医学专家以患者对自己专业能力的信任和人际信任作为媒介，向患者推荐适合的康复机构是一种信任"嫁接"。因此，在医患互动这一转译过程中，医生并不是在单方面进行医疗知识的宣讲，他们需要从医疗的必要性入手，让患者切实感受到医生与他们是有着共同目标的同盟者。此外，医生要通过问诊和治疗等医疗实践，让患者逐步建立起对于医生的信任感，认可医生具备实现治愈的专业能力，才有可能实现行动者的招募。此外，医生需要适当给予患者作为医疗主体的施展空间，这就意味着，医生不仅要参考患者的身体经验，而且还要顾及患者的心理感受，让他们充分参与实际的医疗决策。转译的过程并非一帆风顺，如果遇到问题和矛盾，医患必须围绕共同目标来进行协商，并且协商可能是阶段性的而非一蹴而就的，只有这样，患者才能更好地理解和认可医疗知识，从而才会介绍和招募更多其他患者加入行动者社会网络之中。

五　从权力关系走向伙伴式医患关系

如前文所述，通过对医院的康复设备和场景与患者在康复过程中与医生的互动过程的分析，我们发现，R 康复医院之所以成为患者选择的康复场所，主要有以下三个方面的原因。

第一，患者对现代康复医学、医护人员专业康复知识及专业设备较为信任。R 康复医院的前台接待区、茶水间、休息区、物理治疗大厅、走廊过道等区域，现代康复知识的科普宣传展示折页随处可见，前台还有专门介绍医生、治疗师擅长的康复领域的名片、手册等，治疗大厅墙壁的 LED 显示屏滚动播放着国内外康复医疗知识。从医疗场景的整体布局，到康复器材，再到医护人员的康复水平，R 康复医院彰显了现代康复的专业性，比如，治疗师会定期研读文献，以患者的康复效果为中心，基于现代医学理念进行综合性施治。

第二，R 康复医院医生、物理治疗师等医护人员在治疗过程中比较注重患者的个体化需求，注重患者在医疗康复实践中的体验感。由于 R 康复医院的民营性质，医护人员与患者处于可协商的医疗服务提供者与消费者的关系之中，在这样的医疗模式下，R 康复医院的医护人员更加重视患者的个体化需求，比如他们会针对患者提供的信息，综合各种医疗理念，同时结合治疗师的康复经验，兼顾患者的心理因素在治疗过程中的影响等，制定出一个更加科学的康复治疗方案。康复的过程是漫长的，对患者的身心都是考验，R 康复医院的治疗师会根据患者的需要，及时调整康复方案，比如设计一些有趣味性的康复游戏、电刺激按摩肌肉放松等；除此之外，医生和康复治疗师会在康复之外，提醒患者养成长期的康复习惯，比如：

> （我）要告诉这个病的发生，其实是因为你日常的这种不良的生活方式啊，长期低头伏案工作，长时间地玩手机，歪着写字，侧躺这样子，那肯定会造成这边肌肉劳损嘛，那我就要告诉你这个，用知识怎么回答，要告诉你，你要纠正你的姿势。（黄医师）

实际上，康复是一项复杂的综合性工程，在康复过程中，患者的需求是否得到满足，取决于康复医疗服务是否基于"以患者为中心"。患者是具有能动性的反思主体，他们会在康复过程中积极地向治疗师、"第三人"等通过微信群的方式反馈自己的康复进展，询问康复是否规范等，他们渴望正常生活的回归。在 R 康复医院进行长时间系统康复，并获得良好康复效果的患者，在访谈中多次提到与自己的治疗师之间建立了"朋友式"的关系，他们之间的信任关系经历了从最初对医护人员和设备器材的专业性信任，到与和自己"并肩作战"的医护人员建立起"朋友式信任"的信任机制的转变。由此可见，康复治疗中的医患关系是一种社会关系，是患者与治疗师在重建满足社会需求的身体康复过程中所建立的相互关系，它是康复医疗活动中对治疗效果产生核心影响的关系。在民营医疗场域中，患者与消费者的双重身份使他们的主体性得以彰显，患者对身体康复之外的心理需求被重视，患者的声音被听到；在康复过程中患者的担忧和对康复知识的疑惑得到及时的反馈和解答，医患形成了"以患者为中心"的良性医患互动和牢固的伙伴式信任关系。

第三，在这种从权力关系走向伙伴式关系的建立过程中，三方面因素共同发挥了作用，即专业能力（治疗师与设备的专业性）、对患者个体需求的关注、客服人员作为"第三人"参与带来的流程与服务优化。在 R 康复医院，治疗师和医生以疗效为中心，辅以对病人的关注，其最终目的是使患者获得更好的健康，达到对"社会化身体"的满意。

在康复过程中，患者策略性地与医生、治疗师之间建立了从权力关系走向伙伴关系的信任模式，这种信任不能脱离 R 康复医院这一特定医疗场域的特殊性，且这种伙伴式信任是在一系列多主体、多阶段的互动之中呈现出来的（Burkitt，2016）。

六　小结

本章在行动者网络理论的框架下呈现了民营医疗机构的医疗实践过程，探究医疗场域内人类行动者与非人行动者各自如何参与和影响医疗实践过程，以及他们的互动又是如何影响医疗知识的呈现从而使更多患者认可和采纳医疗机构的医疗理念。

一方面，医疗场景中的非人行动者在医疗实践上发挥了积极的作用，医疗空间并不是医疗服务发生的纯粹中性空间，经由民营医疗机构管理者的布置和设计后，非人行动者也加入了转译者的行列：医疗空间被赋予了丰富的符号含义，每一位购买医疗服务的客户在该医疗空间中被暗示为享受优质、专业的医疗服务的消费者，医疗机构的流程制度也确保了医疗服务的高质量。尽管在转译的过程中并非所有出现过的医疗符号总是能被所有患者认可和接受，但大体上 R 康复医院内的非人行动者向患者展示了先进的治疗理念，并暗示了医生的专业性，塑造了专业和可靠的机构形象，使患者更有可能认可该机构的治疗方案。

另一方面，此类民营医疗机构的医患互动模式明显有别于传统的公立医院，医生并不掌握绝对权威，而是通过询问患者的身体经验、动态评估让患者切身参与诊断过程，成为与患者拥有共同疗效目标的同盟者。在治疗过程中，医生顾及患者的心理感受，通过准确的诊断、精准到位的手法、细致通俗的解答以及相对温和的建议式对话模式来逐步建立患者对他们的信任感，从而让专业艰涩的医学知识更易于被患者理解，通过伙伴式关系和"第三人"的加入建立更为良好和谐的医患信任关系，帮助患者心理和身体更快地康复。

综上所述，R康复医院内展现了一种医患关系相对平等的互动型医疗实践模式，不同行动者都在医疗实践中发挥了各自招募和动员行动者的作用，共同参与医疗知识的转译过程，推进患者的动员和招募从而帮助医疗机构实现盈利和建立良好口碑。在R康复医院中，医生不是唯一的医疗知识呈现者，患者也不完全是医疗技术的被动承受者。民营医疗机构可以通过医疗空间的布置以及医疗流程制度的设计向患者展现专业优质的医疗服务提供者的形象；医生通过帮助患者明确共同问题成为患者的同盟者和能够帮助患者解决病痛的利益相关者，他们注重患者在医疗实践中的反馈和身体经验，在医患互动过程中让患者感受到疗效、认可其治疗理念从而逐步实现成功的转译。R康复医院能够较好地兼顾医疗性与服务性，通过与患者化解冲突和同舟共济的方式共同参与医疗实践模式的设计与执行，使它的治疗理念更容易被患者采纳和认可，并建立起良好的口碑。

第五章
融入现代医疗体系的藏医
风湿治疗实践

　　我国少数民族地区的基层医疗普遍存在多元医疗方式共存、融合、相互补充的模式。从医学人类学的视角出发，查尔斯古德和凯博文认为一个地方或民族的医疗体系往往存在"大众的"、"民间的"和"专业的"相互区别又重叠的组成部分。众多学者对不同少数民族地区的医疗实践和民众医疗选择的研究较为细致地定义了三个医疗组成部分。例如，张瀯元定义的当地藏族村民可选择的三种医疗体系分别是：西方医疗体系、中医藏医医疗体系，以及依托民间信仰的本土性仪式性医疗体系（张瀯元，2021）。段忠玉和李东红把可供西双版纳地区傣族村民选择的不同医疗体系分类定义为：传统医疗（包括傣医、中医）、现代医疗（以西医为主）和民间医疗（包括民间治疗仪式、大众知识）等（段忠玉、李东红，2014）。虽然这些现有研究面对的族群和地理环境、文化背景不尽相同，但对于民族医疗与专业医疗之间的关系有极为相似的发现：专业医疗与大众医疗并不对立，而是相互补充（田孟，2019）；相互共存，是一种相互渗透的多元（周爱华、周大鸣，2021）。而从民众的医疗选择来看，他们也可以无障碍地在相互渗透的多元医疗模式中自由切换，他们都有一套自身确认知识正当性的信仰体系。从医学人类学的现有研究来看，患者作为研究的对象，患者的文化背景、宗教信仰、知识背景如何作用于他们的就医选择的路径被细致深入地剖析。这些研究把人们对地方性知识的运用看得过于理所应当，认为地方性知识是人们在日常生活中总结出来的具有地域性、情境性、民族性特征的知识，人们更容易在疾病治疗过程中利用这种知识，并用其解释自己的疾病。当地人更加信任和倾向于选择具有地方性特征的疗法。按照这样的逻辑，藏族地区的居民更相信和愿意使用藏医疗法，蒙古族地区的居民更相信和愿意使用蒙医疗法，那么西方发达国家的人们就应该更相信和依赖西方生物医疗进行疾病治疗。

然而在现实中，我们却看到在现代性和全球性持续不断地对传统生活渗透和经济文化交融的大背景下，在现代医疗体系进一步在基层农村和少数民族地区与日常生活方式的相互磨合中，人们的疾病治疗方式日益变化，就医选择更为复杂。对不同层次和内容的医疗方式的选择除了与文化相关，也与（系统）信任关系和制度安排等密切相关。例如，包红梅对蒙古族地区的人们的医疗选择和信任关系的研究指出，虽然蒙古族地区的人们更信任蒙医，但是在医疗选择上更倾向于西医（包红梅，2013）。周爱华、周大鸣也指出，在条件许可的情况下，藏族村民更愿意选择更高级别的医院就医；而如果要选择民族医疗则更偏向于寺庙里的老藏医、口碑好的当地藏医，镇卫生院的中医科和县一级的民族医院这些医疗体系内的民族特色诊疗反而最受当地人的冷遇（周爱华、周大鸣，2021）。在西方发达国家，医疗选择也呈现类似的现象，人们也是在多元医疗的背景下进行医疗选择，受教育程度越高，收入越高，使用替代医疗的比例越高（傅俊英，2008）。可见，在医疗实践中，文化所表现出来的地方性知识是一种相对的知识，而不是一种绝对的知识。过往研究更多聚焦如何定义知识，而忽略了在后现代脱域机制下系统对知识的合法化过程的影响。因此，本章以被整合进入现代医疗体系的传统藏医作为研究对象，讨论县域民族传统医疗作为现代基层医疗体系的重要组成部分如何获得患者的信任，成为患者的医疗选择。具有地方性特征的医疗实践一旦进入以现代医院为载体的医疗体系中，就需要利用各种协商的手段确立自身的合法化地位。本章将着重讨论县域藏医院中的各种行动者如何使藏医知识成功作用于疾病治疗，获得认可并得以推广的医疗实践过程。

民族医疗作为一种地方性知识的代表，本身就是在社会互动中的经验总结，一旦进入现代医疗体系，被置于现代性的脱域机制之下，这种知识的合法化过程就变得更为复杂。患者在进入医疗系统之前大致要经过几个过程：第一步，身体不适，首先运用日常经验自我治疗；第二步，在没有效果的情况下会求助身边的亲友，通过亲友的日常经验使用一些疗法、药物；第三步，进入医疗体系就医。在前两步，患者对于非专业知识（地方性知识）的使用处于一种自然而然的状态，这时地方性知识就是人们的生活经验、日常知识，不需要多想就会用的知识。但是进入第三步，当知识被置于机构与系统之中时，则必须通过知识的操演过程才能获得合法化地位的确立。

本章运用知识的操演性[①]作为分析知识合法化过程的核心概念，分析融入现代医疗体系的民族医疗场域（县域藏医院）的药浴特色疗法如何成功地被患者接受和认可的过程。

一　民族医疗现代化转型的宏观背景

全球化及其现代性在医学领域延展，其目的在于把一切"传统的东西"科学化和标准化，使其能够成为一种广泛推广使用的临床疗法和药物使用。正如著名医学史学者梁其姿所言，无论是废除中医还是现代医学对传统医学改良为主的中医学结合，都是以科学和理性为首要原则，以现代医学标准为准绳，以生物医学技术为手段（梁其姿，2013）。此外，在药物使用方面，现代医学主张通过现代生物技术从各类草本植物中提取出有效的单体化学分子，使其能够成为一种经过临床认证的药物（雷祥麟，2008；刘士永，2010）。在现代医学相关实验的环境下，也要求进行

---

① 关于知识的操演性的概念详见第一章。

随机大样本双盲实验对药物进行临床检验（Kim et al.，2007）。随着国家医保政策的制定和覆盖，大量现代化西药进入医保目录，为了抵制国外西药专利权对国内药品价格体系的控制，国家为此专门成立了负责管理中医及其他传统医学的国家中医药管理局（副部级单位），并出台了相关的法律法规鼓励中医和中药的发展。从国家层面来看，依据自身传统医学的历史积淀和丰富的中医药资源，对传统医学进行商业化转型，走"产学研"结合的道路，以便参与全球竞争（Lei，2002）。从传统医院和传统医学从业者来看，出于经济因素的影响和商业开发的动力，他们也在主动寻求新的发展模式。2017 年 7 月 1 日起施行的《中华人民共和国中医药法》（以下简称《中医药法》）对于中医及传统医学的发展带来了重大利好，《中医药法》的实施一方面放宽了中医从业者的准入门槛，要求中医从业者不再需要参加国家组织的专业医学考试，只需通过"学徒制"的培养方式就可以获得相关的资质认定并从事相关行业；另一方面对于中医诊所的开办也简化了相关注册和备案程序。此外，在传统制剂的研制和生产方面，要求经典古法的传统药方可以不再进行相关的临床随机大样本双盲实验。由此可以看出，从相关政府机构的设立到相关法律法规的出台，都体现了国家将中医及传统医学纳入现代化治理体系当中，并通过相关优惠政策和考核标准的适当放宽，从结构上鼓励传统医学的发展。

　　基于以上背景，藏医院也"审时度势"，乘着政策"东风"，开始一系列商业化的转型。其手段是将传统医学知识和科学知识相结合，用科学知识的路径来解释传统医学知识，使其更具有科学性和有效性，即地方性知识借用科学知识创造出了新的价值（赖立里、冯珠娣，2013）。

二 县域民族特色医疗的发展困境及突破

H县藏医院自 2003 年开始进行了医疗改革，开始积极推行藏中西医结合的办院理念。其藏中西医结合治疗理念之所以能在 H县藏医院推行并行之有效，主要是因为 H县的人口比例、独具优势的地理位置、国家相关优惠政策鼓励、政府的财政帮扶以及医院管理层的先进理念等一系列因素。

首先，H县是新中国成立以来的第一个少数民族自治县，少数民族（包括藏族、土族、回族等）人口占全县人口的 36%，其余为汉族人口，这就为藏中西医的发展提供了土壤。由于地处少数民族区域，长久以来受少数民族文化和藏传佛教的影响，大多数患者都能够接受和认可民族医学。其次，H县交通便利、人口流动性强，这些综合因素让该区域变得更加开放，不再像历史上那样闭塞。在这种经济和文化的共同影响下，人们的思想较为开放，接受外来事物的意愿较高，且相关医疗信息获取更加方便快捷。

2003 年对于 H县藏医院来说是一个分水岭。在这之前由于主客观因素，藏医院在专科发展和办院效益方面遇到了瓶颈。从客观方面来看，H 县当时整体社会发展和经济水平较为迟滞，全县以畜牧业为主要财政收入来源，且公共卫生方面的财政支出主要集中在 H 县人民医院，较小的财政"盘子"无法给予 H 县藏医院充裕的资金支持，且当时藏医院自身效益差，门诊人数和住院人数基本维持在一个很低的水平。H 县藏医院的经济效益和社会效益都没有进步，医院内部的服务水平和管理水平也相对落后，没有相对科学和完善的激励机制。在这种情况下，只有少数来自县域辖区的牧民及周边的村镇居民会因为藏医院费用较低前来就诊。此外，还有少数已经"求医无门"的慢性病患者会来做一些缓解疼痛的治疗。当时的 H 县藏医院位于县城老城区，占地规模小、床位紧缺、医疗水平参差不齐，藏药浴医疗采用相对落后的"人工锅炉熬制药水—陪护负责输送药水—病人在病房泡药浴"的模式，这种模式不仅效率低而且卫生条件差。此外，藏医院的发展方向和特色也完全取决于医院"一把手"的专业方向。

院长要是藏医大夫就说他的藏医好，要是中医大夫就说中医最好，要是西医大夫就说西医最科学最有效，基本上都是偏向自己的专业方向，感觉自己搞什么专业就什么好。原来的领导就是搞中医的，他的专业方向就是中医。（牛医生）

但这种情况在 2003 年发生了重大的变化，县卫生与计划委员会给县藏医院调任了一位新的院长。这位毕业于著名大学医学院临床医学专业的 Q 院长开始对县藏医院进行了大刀阔斧的改革。

> 这个改革大概是从 2003 年开始的，当时是我们的院长推动的。像现在我们各科主任基本上是以业务为主，而原来基本上论资排辈，不看技术看辈分。院长上台第一件事情就是让所有医生都开始搞理疗，搞全科发展，因为他是从临床出来的，一直是干临床的。他的理念是只要你能治这个病并且治好，过程他不看，只看结果。再不管你是什么医生，也不分你是藏医、西医还是中医，在这个过程中我们可以不断地实践和调整，提出更好的疗法。（马主任）

总体来看，Q 院长的改革思路主要有以下几点。

（1）"先让病人上门"，想方设法吸引病人，提高藏医院的经济效益和社会效益，提高医院的知名度。在谈到医院发展的问题上，Q 院长认为医院的好坏主要依赖一个标准，即治疗效果，这样才会有病人，医院才能有动力发展。Q 院长毕业于临床医学专业，在多年的工作当中，他认为藏医院应当把握住自身特色优势，走"小综合、大专科"的发展路子，在综合中要突出传统特色。例如在藏医治疗风湿和类风湿疾病的过程当中，药浴的治疗方式效果显著、疗效明显，还有其他一些胃肠道疾病以及肝脏疾病、心血管疾病，藏医都有相对应的治疗方案。

（2）提高医护人员专业水平。在藏医院改革之前，前来就诊的患者普遍存在疑惑和对医生不信任的情况："明明来看的是藏医，可是在开药的时候，医生会给开一些西药。"患者大都会想一下：医生开的西药是否适合自己的病症。在藏医院还未进行改革之前，藏医院医护人员专业水平整体较低，尤其是其中的部分藏医因为没有接受过严格和正规的西医理论和实践的培训，不能规范地掌握和了解西药的药理、药效、剂型等知识，多开药和错开药的情况非常普遍。剂量的不正确配比也导致患者出现不良反应或副作用，容易增加患者的经济负担。

在藏医院改革之前，这种不科学的用药现状已经造成三种严重后果：第一，"吃错药"的患者轻则身体不适，重则病情加重；第二，在患者经济紧张的情况下，增加用药成本，严重浪费；第三，医院发展越来越失衡，医生为"图方便"使用一些消炎药等，更加不能凸显藏医特色。特别是在之前某位有西医专业背景的院长任上，出现了个别藏医大夫忽视了藏医学传统的"辩证施治"，比如遇到牙龈肿痛的患者，个别藏医直接开具消炎药品进行消炎，这么做看似没有问题，但没有做到因人而异，因为牙龈肿痛等一些特征都是风湿类疾病发病的前期征兆。随着Q院长藏中西医结合治疗改革的推进，关于加强藏医师使用西药的培训、考核和管理就被当作改革中重要的一环。在如今"医保控费""合理用药"的大背景下，对于藏医院的部分西医，藏医院也通过相关藏医学会组织编写藏药应用指南以及特色疗法的指导实践，用最简单的语言让医生明白，哪些病症对应哪些藏医药，相关具体的特色疗法的应用范围等。

县藏医院会组织藏医每年到专业的医学院接受西医相关的培训，以及到藏医学高等学府青海省藏医院和拉萨藏医院接受藏医学方面的培训；而针对院内的一些专业西医大夫，藏医院也会定期组织进行藏医传统特色疗法的培训，例如药浴的使用、蜡疗的基本使用等。

> 这样一来，在面对复杂病情和疑难杂症时就多了一个方法，像我们风湿科的话，有藏医大夫，也有中医大夫，同时还有西医大夫，尤其我们的好多藏医大夫，还要去中医院，比如甘肃省中医院去进修学习。在这样的情况下，科室医生内部就可以互相弥补学科之间的差异，我认为这样的治疗效果还是比较好的，能够达到比较好的疗效。（Q院长）

（3）争取优惠政策，解决收入问题。随着藏医院改革的推进和深化，以及国家对少数民族地区的扶持力度加大和政策的倾斜，县藏医院迎来了政策的"春天"。藏医特色治疗进入城镇居民基本医疗保险和新型农村合作医疗保险报销范围，让越来越多符合政策的人选择到藏医院治疗，且藏医院被作为省中医学院藏医教学定点医院，其风湿科和外治科均被评为省重点中医药专科建设单位。

（4）使风湿科成为有独立治疗场所、全院第一的创收科室。在 H 县藏医院成立之初，其特色疗法藏药浴还相对落后，治疗设备及治疗程序都延续和传承了《四部医典》当中的古法，即患者将全部或部分肢体浸泡于药物煮熬的水汁当中，然后躺在热炕上发汗，使身体开泄，祛风散寒、化血活络，达到治病目的。这种传统的治疗器械存在效率低、安全性差、卫生标准低、规模小等缺陷，在医院的发展过程中，医护工作者在医疗实践中不断改进和设计，形成了目前这种具有一定标准化和现代化的药浴设备。如在药水熬制的过程中引进了统一的大型锅炉设备，在药水的输送环节，铺设了从锅炉房到病房的专门药水管道，方便输送药水；购买了带有水温检测的药浴盆，并配备有一次性消毒塑料薄膜，方便患者使用。在药浴疗程和时间安排上也更加具有科学性。以往由于条件和经费有限，藏医在针灸过程中反复使用小针，具有一定的卫生风险。随着医疗环境和政策环境的改善，我国消毒隔离制度趋严，藏医院在卫生器械的使用上也更加严格。

三　医疗场景设置

1. 医疗空间分布

藏医院风湿科有一栋属于自己的办公兼住院大楼，这在整个医院中都属于比较少见的情况，由此可以看出风湿科在整个藏医院中的重要地位。全楼共三层，一层包含有会诊室、外治室以及部分病房（不带药浴设备）（见图 5－1）；二层基本以药浴病房为主（见图 5－2）；三楼是为药浴提供药水的大型设备如锅炉、管道，此外，还有藏药储藏室等。在一楼大厅，我们可以看到诸多"传统"与"现代"共存的现象。首先，一楼大厅配备有现代医疗空间流程中的导诊台和自助查询机（制卡、查询等）。据笔者观察，虽设置有导诊台，但基本无人值守，这与医护人员紧缺有关。而自助查询机的使用频率较高，周围配备有相关工作人员指导使用。其次，一楼诊室既有实验室般的病房（有各种消毒仪器和现代化设备），也有传统治疗室如外治室。最后，在一楼大厅陈设有现代科层制式的医院管理机构树状示意图，树状图按医院管理层到科室排列。此外，还有其他"体制化介入"的痕迹，如在风湿科大楼门口悬挂有国家卫生机构的各种许可认证的铭牌等，由此可以看出藏医院在借助体制化、机构化的要素来合法化自己医学知识的专业性。

医生办公室是一楼最重要的一部分（见图 5－3）。其具有以下特点：首先，没有为医生单独设置会诊室，而是多名医生共用一间办公室办公。从对藏医院领导的访谈中得知，这样做的目的一方面是为了延续藏医院的传统，另一方面也是因为藏医院目前的办院理念是藏中西医结合治疗，不同学科背景的医生在一起办公可以相互提供不同学科背景下的诊疗判断和诊疗意见。其次，每位医生都配备有电脑，其处方系统使用了纯藏文定制系统，医院坚持让藏医

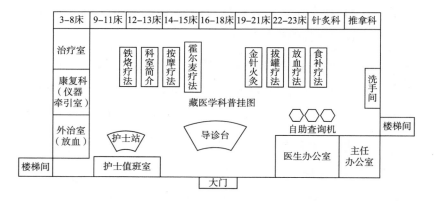

图 5 – 1　风湿科大楼一楼平面图

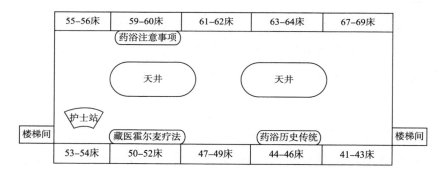

图 5 – 2　风湿科大楼二楼平面图

用藏文记录病例，这样一方面可以保持藏医特色，另一方面也是为了凸显藏中西医结合的特色。在问诊环节中，藏医院风湿科在空间设置上体现出了一种"无序感"，其主要体现在一方面没有单独设置取号机（自助查询机仅具备制卡和查询功能），病人在制卡后可以直接进入医生办公室进行问诊，同时没有配备相关医护人员进行导诊。在进入问诊室空间以后，并没有体现"一病一医"的传统问诊设置，病人会依据自己的治疗经历寻找熟悉的医生求诊，而没有在藏医院风湿科进行过问诊的病人则会观察现场手头空闲的医生进行问诊，遇到一些疑难杂症，主治医生还会当即询问其他学科背景的医生一起进行相关的会诊。这种"无序"的医疗空间和医疗问诊流程虽较为传统，但由于藏医院容纳患者数量有限，在没有造成医疗空间秩序混乱的前提下，这种"无序"的模式在一定程度上打破了现代医疗场景中医生与病人之间的区隔，让病人有一种"参与治疗"、"决定方式"以及"选择医生"的体验。这种体验在一定程度上赋予了病人主动权，进一步缓解了医患双方紧张的权力关系。此外，医生也会通过各种"策略化"治疗方案，尽量帮助病人更合理地利用新农合政策，例如在药浴的治疗过程中，医生依据医疗报销政策对药浴时间精准地控制在 10 个治疗日完成，并且保证传统治疗中完全不用西药，只是辅以中医针灸、蜡疗等治疗手段，这一系列的做法都是为了尽可能利用政策的便利减少病人的医疗开支。

药浴病房的设置基本上是经过现代化改良的，从中可以看出"传统"在受到现代性的影响下，积极主动地做出改变。例如，在早期，药浴设备的导流管以塑料为主要制作材质，但由于塑料材质受热后会变形导致导流管经常发生堵塞，影响正常使用。在这种情况下，藏医院积极做出调整，使用金属材料替代原本的塑料，保障药浴的正常使用。此外，由于近年来我国对于环境保护的重视程度逐渐提高，全省也开始进行环境保卫战——"蓝天保卫战"，在这种情况下，以往锅炉粗放型的使用受到了限制，藏医院

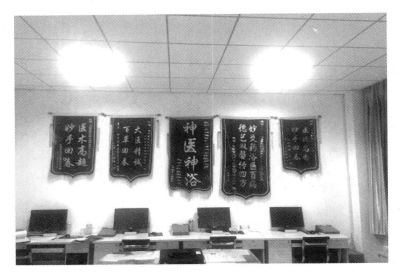

图 5 - 3　诊室内环境

主动进行改良从而达到相关的标准。

2. 医疗知识展示：科普挂图（见图 5 - 4）

一楼所陈设的科普挂图也在很大程度上体现了"传统"与"现代"的共存。从科普挂图的文字介绍中，我们可以看出其中既有藏医经典理论，又有现代医学知识的佐证。如科普挂图中对于风湿病的定义就借助了现代医学的相关概念：风湿病是一种全身性缔结组织疾病，发病与自身免疫系统有关，而藏医理论认为类风湿疾病是由于人体内部的龙和培根两大要素失衡所导致的。这就说明了 H 县藏医院风湿科及其代表的现代背景下的藏医理论对西方现代生物医学的认可，也与 H 县藏医院所秉承的"依靠现代医疗设备诊断，藏中西医结合、以藏医药为主的发展路子"的治疗理念相契合。

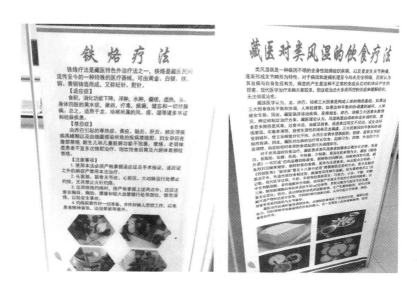

图 5 - 4　藏医科普挂图

3. 特色疗法

由于藏族人常年生活在高海拔、潮湿阴冷地区，又多从事与农牧业相关的重体力生产活动，风湿性疾病成为藏族地区尤为常见的慢性疾病。在多年的实践当中，当地人发现温泉对风湿及类风湿性关节炎的治疗具有明显的效果，并在这个过程中发现不同的温泉特征可以治疗不同的疾病，如硫黄温泉、寒水石温泉、矾石温泉、石灰石温泉等。这种淳朴的医学观念来自当地人对于疾病和疼痛的身体感受。现代医学通过专业仪器检测和采取对照组比对研究发现：藏药浴可明显抑制类风湿性关节炎（RA）异常升高的 B 细胞分泌抗体（罗桑闹布，2018）；通过纠正 CD8 和 CD4 细胞的失衡，调整患者免疫功能，进而恢复细胞和体液免疫动态平衡（扎桑，2017）。此外，药浴还能补充风湿病患者所需的微量元素（锌、铁）从而达到调节渗透压和体液酸碱度的作用。藏药浴对风湿治疗的原理既有传统医疗典籍的记载，又能通过实验方法找到生物医学上的依据（方芗、张晓超，2019）。

藏药浴作为藏医外治手段效果最佳的一种特色疗法，其疗程安排有着严格的依据（见表 5-1）。通过观察，笔者发现药浴疗程安排总体由以下三个要素共同决定：首先，是医保政策中的新农合报销体系和制度。该政策规定病人一次性住院时间不能超过 10 天，且在 10 天内报销金额不得超过 3000 元，因此县藏医院会依据政策要求的天数和报销金额来具体制定药浴的疗程。其次，药浴所需的药水由于其特性不易储存、易变质，使药浴的时间安排必须考虑到药水变质的时间。通过长期的药浴治疗实践总结，药浴后的第五天需要结合患者的治疗情况进行换药。最后还要参考病人本身的相关病情及其身体特征，如药水在第二天上午烧好，通过管道放入病人房间的浴缸时在 70℃ 左右，其物理属性决定当天病人必须等到药水的温度自然降到 38℃至 40℃ 才可以开始泡浴，因此第二天只能进行一次药浴治疗。在此后的四天中，病人可以用加热棒反复加热同一缸药水进行反复的药浴治疗。

表 5-1　藏药浴疗程时间表

疗程时间	治疗内容	治疗地点	治疗次数	药浴时间		
第一天	入院检查	住院部、门诊	0	10：00	13：00	15：00
第二天	开始药浴、试药	风湿科二楼	1			1

续表

疗程时间	治疗内容	治疗地点	治疗次数	药浴时间		
第三天	正常药浴	风湿科二楼	3	1	1	1
第四天	正常药浴	风湿科二楼	3	1	1	1
第五天	正常药浴	风湿科二楼	3	1	1	1
第六天	换药	风湿科二楼	2	1		1
第七天	正常药浴	风湿科二楼	3	1	1	1
第八天	正常药浴	风湿科二楼	3	1	1	1
第九天	正常药浴	风湿科二楼	3	1	1	1
第十天	正常药浴	风湿科二楼	3	1	1	1
第十一天	清水浸泡	风湿科二楼	0			

四 医护人员对自身专业知识的建构

1. 医生的知识体系

(1) 藏医经典理论

现存的藏医学传统理论体系主要来源于《四部医典》，其成书于公元 8 世纪的吐蕃时期，由曾任吐蕃赞普赤松德赞的保健医生元丹贡布撰写，这部藏医学经典名著凝结了藏族地区劳动人民的生活实践智慧，涵盖了包括外科、内科、儿科、妇科等多个医学门类的知识。元丹贡布不仅对上述医学门类的病因、病症做了细致的分析和分类，还详细地给出了相关的治疗方法以及从饮食到起居等日常生活的规范和要求。《四部医典》规模浩大、门类繁多，共由四部分组成：第一部《总则本》，主要介绍人体生理、病理、诊断及治疗的一般知识；第二部《论述本》，概括介绍人体解剖、病因、卫生保健知识、药物、诊断等；第三部《秘诀本》，专门论述各种类病的诊断和治疗；第四部《治疗本》，介绍脉诊和尿诊，各种方剂的配方、功效和用途以及特色疗法等（元丹贡布等，1983）。藏医学理论的核心基础是"三因"，即认为人体是由龙、赤巴、培根三大要素构成的。正常情况下，三大要素协调运作，共同为人体提供所需要的能力和动力，一旦三大要素出现失衡的情况，人体就会生病。三大要素间的不同组合和偏向性会导致不同的疾病。

而在西方现代医学中，对于身体的认知基本是从身体的本体论出发，也就是将身体看作是由一堆客观实在的器官所构成。在西方著名医学经典《身体的历史》中，有诸多关于身体认知的描述。在此后西方现代医学的发展中也不断强调"身体机械论"立场，而不同文化背景下的其他传统医学也有一套建构身体的逻辑体系。

在藏医学中有一种特殊的疗法即放血疗法，与中医及古代西方放血疗法采取静脉放血的方式不同的是，藏医也可对小动脉进行放血；此外，在传统中医放血疗法中，涉及八卦、风水、五行等"医巫"方面的环节已被剔除，而藏医放血疗法还保留了这种原始的带有宗教仪式感的环节，如在放血前必须了解患者的生辰八字、属相等。这种仪式化的治疗场景一方面是源于藏传佛教的历史传承，另一方面对患者来说也是一种心理安慰。从患者的心态出发，他们认为这是一种"祛魅"行为，可以有效帮助疾病的治疗。仪式化过程中所展现出的神秘感和神圣感也会让患者更加遵从医生从而带来更好的依从性。藏医放血疗法分为两个步骤，在放血前要服用一种藏药，其作用在于激发体内巫素使其沉淀结晶。从西方现代医学的角度去看，这种药效仅仅是一种"比喻"而已，因为从生理学和药理学都不足以证明这种药物如何激发巫素且巫素到底是一种什么物质，但这种形象生动的解释符合病人的生活经验和身体体验，从而被更多病人信任（詹鄞鑫，1999）。

> 吃了药以后能帮助病人把身体里面的血，怎么说呢，就是按土话来说就是把好血液和坏血液分开，就是把血液里面有些像那个痛风的结晶分解出来。中医放血，不管这些。我们这个药起啥作用呢？就是把病症里面有些沉淀的东西比如说有些结晶全部分解出来，激发到一个部位，然后我们去放（血）。（马主任）

除了病人的生辰八字以外，藏医还要有自己的一套治疗时间表，即以生辰八字为依据，在合适的时间用合适的药，把毒素积聚到指定位置，整个仪式过程缺一不可。对这种仪式化治疗的合理性，我们可以运用里弗斯（Rivers）的病因比较理论进行分析，他认为传统医学往往具有神秘因素和宗教色彩，缺乏现代科学和理性（Wellin，1977）。由此可以看出，从西方现代医学角度出发看待传统医学是一种"压迫性"视角，认为传统医学是非科学、非理性甚至无效的。但随着地方性知识及多元医疗文化的兴起，有人开始对这种"霸权观点"产生怀疑，认为传统医学中的仪式化治疗具有特殊的作用，它可以给因果链中缺失的环节提供解释（张有春，2009）。这一点在我们的访谈中也有所体现，负责放血疗法的另一位藏医认为，在放血疗法前所进行的相关仪式继承了藏传佛教文化中的习俗，更重要的是，它为病人提供一种心理支持和情感互动，由此增加医患之间的"共情"效应，让病人更加信任放血疗法。由此，可以看出对相关疗法的信任与公众对于疾病起因和治病原理的"解释系统"有关。对于西医治疗习以为常的患者已经接受了现代医学对人体生理、病理、诊断和治疗的学说，而尝试传统医疗的病人则比较认可传统医学对于疾病和治疗的解释，其理论未必完全符合科学道理，但只要大家相信它，就会接受它。

这个念经啊、看时辰啊、看八字啥的是这个疗法中必不可少的环节啊，你看那些病人每次在我给他们念经的时候都非常放松，我们其他医生有时候忘了念经，病人还会急，说你这个疗法不正宗啊，怎么不念经？也不看我的八字，哪能有啥效果？（安医生）

在访谈过程中我们也发现了西方现代医学给传统民族医学带来的一些"规范"，它对民族医生的医疗观念产生了不同的冲击。目前存在很多特色疗法不能广泛宣传的现状，随着社会经济的发展和医疗水平的不断提高，医院的感染管理越来越规范并受到上级卫生部门的监督，这样一来，传统的疗法就很难开展，比如像放血疗法当中所使用的小刀已经被手术刀替代，而藏医针灸当中的小针也被一次性专用小针替换，一般都是扎一针就要消毒一次。按照针灸疗程来说，一个病人一次治疗要扎 50 针左右，从而造成了医生的巨大负担。且放血疗法在各地的接受程度不同，目前西藏地区的适用程度还是比本地要多，因为西藏地区的放血疗法造成的创口较小，本地居民对于较大的创口和疼痛反应还是有畏惧心理，且该疗法不能配合麻药同时进行，只能用原始的做法。目前放血疗法最有效应对的病症是痛风，基本上痛风患者的治疗效果是最好的。藏医认为，痛风患者如果仅依靠西药进行治疗，只能对病症进行一定控制和缓解，不能达到根除，且西药具有副作用，会对痛风患者造成其他方面的不良反应和不确定性后果。

（2）对天然藏药、方剂、水土的推崇

藏医学在发展过程中虽然借鉴了一些其他传统医学，如印度医学、中医等，但还是有所区别，例如藏医和中医两者虽然都是传统医学，都使用草药。但在药物的使用上，目前中药材在我国基本上已经实现了规模化、市场化的生产和批发购买，藏药材则大多生长在高海拔、空气稀薄地区，种植难度大、采摘困难，虽尝试平原种植，但药材效果甚微。在我们的访谈中，一位藏医说：

这两年我们国家的中药材大多是种植的，而藏药大多是野生植物，现在极个别也有种植的，但是相当少。我们的藏药材为什么受这么多外地病人喜欢，首先第一个它是野生的，不是人工种植的，这一点大家都知道，因为人工种植的化肥成分比较多，药效成分可能有些减弱，而藏药材大多是在海拔 3000 米以上的地方上生长的植物，抗寒性比较强。另一个的话，紫外线照射时间比较长，昼夜温差大，这样药材的质量确实比种植的效果好。（才让医生）

藏药的开发利用相对于中医来说相对滞后，主要是因为传统藏药均以"散剂"为主，在经济较为落后时期发挥过不可替代的作用，但随着经济发展水平的提高以及人民群众对于药品品质及其有效性要求的提高，"散剂"越来越不适应市场，尤其在县级及其以上的藏医院很难推广使用（张春玲，2017），因此 H 县藏医院成立了藏药研究所，开始探索藏药现代化和药剂改革。藏药由于原材料成本较低，有利于减轻病人负担与社保兜底负担。

对于藏药的疗效，该地区的医护人员也有一套地方性知识合法化的逻辑，这种逻辑一方面包括了地方性知识的运用，另一方面也来自自身的亲身体验。在对他们的访谈中我们可以提取出以下重要信息：首先，藏药的有效性。生长于高原的藏药具有纯天然、非人工、无污染的特性。其次，高原水土的特殊性。

我们这里的水就和别的地方不一样，气候也偏凉，

自古这一代的温泉水就能治病。（高医生）

最后，外地人获得的神奇疗效。

　　外地人到我们这里来治疗是一治一个好。特别是热的地方来的，到我们这凉的地方里把药浴一泡，再回到热的地方去，好得快。外地人对我们高原的水土原来没接触过，所以疗效就很明显。（李护士）

在访谈中，一位藏族女医生讲述了自己小时候的经历：

　　我上小学的时候，有一段时间，腿突然特别疼，到后面直接不能走路了，去了县里的各个医院，没有看好，医生也说不清到底什么原因。后来我们家的老人说，有一个村子的泉水效果好得很，让我去试试，我家里人就带我去了，用那个泉水擦了一段时间还真好了！（才让措医生）

（3）与西医相结合的辨证施治的治疗理念

"辨证施治"是藏医诊疗过程中一个很重要的环节，藏医认为疾病是由多种因素交叉造成的，不能只关注身体某一部位的症状，而要综合考虑个体差异、心理状态、日常习惯、生活环境以及职业等内外部因素，不同因素的交叉会造成同一种病具有不同的症候。例如藏医坚持认为本地高发风湿性疾病与当地湿冷的气候以及当地居民喜甜食和油腻食物密切相关，因此在问诊的过程中，医生会详细了解相关情况，结合内因、外因制定相应的治疗方案。但这种传统的"辨证施治"具有一定的模糊性和多变性，会导致诊疗结果和真实病情有一定偏差，有时甚至会把疾病"表象"和"本质"相混乱。

随着现代医学的不断发展，H县藏医院也主动用现代医学知识和现代医学诊疗设备的化验结果来合法化自己"辨证施治"的结果。例如针对风湿性疾病，医生在"望闻问切"之前会让病人先做血常规化验，查看病人红细胞沉降率和类风湿因子，如果不能准确把握病情，还会做更深入的检查，如拍X光片和关节穿刺抽液化验等。结合以上化验结果以及医生对病人体质和个人状态的了解制定方案。这种民族医学知识和现代医学知识共同作用下的"辨证施治"不仅强化了藏医的专业性，也让治疗效果更加明显，使患者更加信任医生。纯藏医对于风湿性疾病（以及其他慢性疾病）的治疗效果之所以具有一定偶然性，最大的因素在于其"辨证能力"不足，例如造成骨性关节炎的原因多分为细菌性感染和外力性损伤。一般来说，藏药浴对于细菌性感染骨性关节炎的治疗效果微乎其微。在以往的纯藏医治疗中，由于缺乏专业的诊断，无法准确地对相关疾病进行定性，从而导致误诊，使纯藏医的治疗效果"毁誉参半"。现代医学的参考和先进诊疗设备的引入使藏医对于治疗效果更有信心，同时也使民族医学有了进一步发展。

我跟你说吧，我们传统藏医治风湿吧，大概一半的病人治对了，一半的病人治错了。有一些风湿吧，比如是链球菌感染引起的，是不能泡药浴的，越泡反而越严重。这个通过检验的手段很容易就能查出来。（吴医生）

2. 护理人员的技术观

治疗是藏医诊疗过程中的重要组成部分，而各种传统和现代的医疗器械则是直接面向身体的载体，护理人员在使用传统疗法器械的过程中，体现了自己对传统疗法的认识，如护理人员认为热敷疗法主要是通过热敷患处，打开毛孔，让药物分子进入病人体内，从而使毒素排出体外；蜡疗主要是通过对患处的持续加热达到促进血液循环的目的。这种直观朴素的治疗观念虽然不符合现代循证医学的标准，但护理人员会通过病人的正向积极的治疗反馈，来加强这种疗法的合理性和有效性。

医院之前引进了一台蜡疗机器，没人去培训，我们不知道咋用。我就自己琢磨，正好有一次我自己手疼，我就试了一下，我用保鲜膜把自己的手包住，然后把蜡刷在手上，感觉效果特别好，弄完就不疼了。这个蜡弹性好，保温时间长，能保持50℃一个小时，可塑性特别好，而且损耗也不大。后来我们有人去参加培训，回来教给我们，（蜡疗）才慢慢变成一种标准

化的疗法。（王护士长）

此外，护理人员也运用自己的专业知识对器械进行了一定的改造。马护士长是其中的代表，在任职期间，她参与了药浴改造、蜡疗设备引进以及针灸感染制度的建立等。在药浴设备改造过程中出现了许多问题，护理人员在日常护理实践中总结出现的问题，上报医院进行改造，如之前药浴设备落后，需要进行人工熬制以及运送，花费护理人员的大量精力，造成了很大的工作压力。后来经过改造，大大减轻了护理人员的工作量。改造后的药浴设备虽然使用效率提高了很多，但由于输送管道是塑料材质，受热胀冷缩的影响，在使用过程中出现了很多不便，后经改造才得以使用（见图 5-5）。此外，药浴温度也是护理人员在实践中慢慢探索出来的。他们认为首次接触药浴的病人，药浴温度应控制在 38℃，因为人体温度一般是接近于 37℃，这种对于药浴温度的探索也是来自和病人的沟通最终形成常态化的治疗经验。

> 我们来病人的话是 38℃ 或者 39℃，这个温度就差不多，因为这个藏药水浓度特别大，有些病人不知道，我们给他说他不听。我们给他说，你不要自己调温度，我们帮你调试，但有些病人不听话。我们之前有一个病人，他不听我们的建议，我给他说，你不要管这个温度，我帮你测好，你今天是第一天做，温度不能太

高，可他不听。他说我在家洗澡都要43℃，你们这个温度太低，我怕冷，我不能做。因为藏药水浓度特别大，药味特别浓，像我们这些藏药都是从海拔2600米以上的地方采摘的，不像中药是大面积在地里种植的，所以药效很强。最后他不听我的话，进去以后很快就不行了，出现恶心、胸闷、气短等症状，我们赶紧把他弄出来。（马护士长）

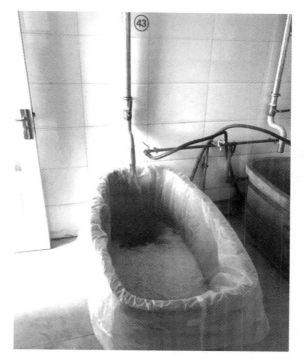

图 5 - 5　正在注入药液的药浴设施

　　护理人员就是在与病人的双向互动中探索各种治疗设备的使用。除了和病人互动以外，护理人员也会把自己作为各种传统器械的"实验对象"，通过这种对自我身体的尝试，护理人员也能更加合法化自己的医学知识，如马护士长就有用医院传统器械自我治疗的经历。护理人员遇到每一种新的疗法都会潜意识地把它标准化为一种日常可操作的实践活动。护理人员在使用各种医疗器械的过程中也经历了传统医疗器械被现代性"裹挟"的情况，而采取相关策略来应对。例如药浴设备在经过一系列改造之后，由原来传统的人工熬制—人工运送药水—木桶浸泡改进成较为先进的集中高压锅炉熬制—管道输送药水—独立式浴盆这种模式。但随着现代社会生态环境意识的增强，以及各级政府面对环境保护的压力，这种经过改造的药浴设施依然受到了使用限制。在笔者进行访谈期间，就遇到了药浴锅炉排放超标而被暂停整治的情况。许多已经入院需要药浴治疗的病人因此暂缓治疗。护理人员面对这种情况一方面是"无可奈何"，另一方面又不得不采取相关的行动策略以应对病人的需求，如以大量药浴患者积压为由向医院领导施压。

此外，一些传统医疗器械因为医院感染管理制度越来越规范和严格，并受到上级卫生部门的监督，很难使用和推广，比如上文提到的放血和针灸疗法中的耗材使用。

综上，H县藏医院始终把"病人"本身作为其医学体系的内核，自始至终把对病人身体、心灵的关怀放在首位。H县藏医院通过"辨证施治"，在现代医疗检验设备的帮助下更好地对疾病进行确诊，从而更"科学"地进行医疗救治。

五 病人的身体观和地方性知识呈现

通过访谈和对有关资料的分析，本章把病人的疾病认知和治疗流程分为：一是疼痛作为动因的被动就医；二是治疗手段的自我判断及分类；三是就医过程中表现的"无知"。

1. 疼痛作为动因的被动就医

病人在叙述中反复强调疼痛的感觉是他们不得不前来就医的最主要动因。到县里的藏医院来就医，也是无奈的决定，能免则免。在自我治疗没有明显效果且身体无法承受疼痛和不适感的情况下，病人才会到医院就医。疼痛主要分为三个过程，在初期，疼痛感不明显，病人基本上会选择自我治疗，这些土法治疗体现了病人朴素的疾病观，即认为病因是由于受寒而导致，通过加热患处可以达到治疗的效果。常见的土法治疗有热水敷、盐袋敷以及将鸡蛋清和碾制药粉搅拌在一起，均匀涂抹在患处。在疼痛中期，疼痛感明显，已影响到病人日常的生产生活，为了能达到"立竿见影"的止痛效果，通常病人会选择用止痛药来缓解疼痛。在疼痛末期，疼痛已经严重影响病人生活甚至日常生活不能自理，这时由于长期服用西药，药效作用不明显，这种疼痛感造成了他们在日常角色中的"缺位"，病人只能被动选择去医院接受系统的治疗。

神经疼，感觉神经被压住了，这里疼得不行，就

腰椎间盘的位置……那没办法啊，晚上直接把人疼着嚎着哩。一到 12 点多就开始疼了。（左拉）

十几年前得的，最近是腰这个位置，感觉扯着一条腿疼着哩，感觉还有些麻。（阿扎得）

最近腿疼得很，腿有些肿胀……最近感觉一蹲下去再站起来就费劲得很。（次坦）

在少数民族地区，传统文化和现代文化交融共存，人们由于所处的多元社会文化环境，对健康与疾病的理解有不同的层次，从而存在多种治病方式和求医行为（张实，2008）。患者在整个病程中，通过治疗实践和文化环境互动，形成了一套自己的疾病认知。受访者基本上认为当地湿冷的气候是引发风湿性疾病的最大因素，再加上自己的日常生活以劳作为主，加重了病情的发展。

我觉得这病就是冻的，长期受冷造成的，这两天（5 月初）就是最疼的时候。你说说我们这地方，都 5 月了还在下大雪，一般人怎么能受得住。六七月份那两月热，好像会缓解一点。（阿扎得）

反正这个疼和天气有关系呢，只要一变天，我就开始疼。家里房子里面暖气不好了，就会疼，疼得晚

上睡不着。暖气一般"十一"过后能烧到来年 4 月，我们前两天还在开玩笑说，同志们再坚持 5 个月就有暖气了！（格桑）

2. 治疗手段的自我判断及分类

藏传佛教是藏族民众共同的宗教信仰，宗教对于藏族民众的世界观与行为规范起着至关重要的指导作用，他们对世界、对其自身与他人、对身体和疾病的看法都浸染着浓厚的宗教导向。藏传佛教的教义深入人心，成为藏族人民精神生活的第一需要，使这个民族成为一个基本全民信教的民族（杨嘉铭，1991）。藏族地区存在很多仪式化治疗，受访者根据自己的认知对仪式化治疗适用范围做了简单的划分，认为仪式化治疗只适用于内科病症。内科病症在他们的认知中是由"邪症""巫素"引起的，通过仪式化活动如叫魂和驱邪，借助神的保佑把人身体上的毒素"转移""嫁祸"出去，从而达到治病强身的良好效果。巫师被认为是人与超自然力量（如祖先、山神、鬼）进行沟通的媒介，由巫师主持的治疗仪式可以重建病人的身体与灵魂及神之间的联系（汪丹，2013）。而仪式化治疗面对外科疾病时就显得"爱莫能助"了。

他们（其他病友）都说这个病得了之后就再没别的办法，基本是终生的，迷信也没什么用，菩萨是不会管的。（建新）

这种无可奈何的心态，一方面是因为他们长期遭受这种慢性疾病疼痛的折磨，尝试了各种疗法之后感到绝望；另一方面，作为生活在本民族"文化圈"的人，又被嵌入宗教文化的知识结构中，成为宗教文化的载体，他们不自觉地合法化仪式化治疗的"有效性"，在遇到仪式化治疗"失效"时，就会试图寻找理由。患者普遍对于现代化西医治疗方案也存在多角度的认识，能接受常规的治疗方案，如输液、吃西药等。一旦涉及具有风险性和难度系数高的治疗方案，大多数患者都不愿接受，治疗效果的不确定性和手术过程中的风险性是主要考虑的因素。

> 不想做手术不是因为经济原因，经济上允许，但有医疗风险，一旦做坏了就不能走路了，那就麻烦了。不做的话现在还可以动，害怕到时候换了膝盖之后，不能走路了。如果做的话半年内不能下床走路，我这完全受不了。但我听说做了手术的话，效果挺好的。（老何）

3. 就医过程中表现的"无知"

表面上患者基本上没有在访谈中呈现我们所期待的地方性知识。然而从患者呈现的对治疗的无知来看，呈现自身和知识之间有地方性特征的区隔。患者作为疾病的主体，在认知疾病的过程中所掌握的最直接的感受是身体的苦痛。当地特殊的地理和气候情况造成的风湿病多发使他们对疾病有一定的自我认识。虽然藏医院属于现代医疗和民族医疗相结合的机构，但依然遵循现代医疗的诊疗体系和步骤。

病人在腰腿疼痛难忍、腿部发生肿胀，甚至是变形的情况下才会选择到医院就医。疼痛和不适是他们就医的出发点，而就医选择当中很重要的一部分考虑则涉及医疗费用的支付问题。除此之外，患者在其他涉及看病流程、自身疾病的治疗、自身服药的种类以及治疗安排等方面更多表现出自己的无知（见表5-2）。

表5-2 "无知"的分类

知识的缺乏	万军："我弄不清楚 CT 和核磁共振有啥区别啊，做出来效果一样不，她说的 CT 要去县医院做，核磁共振要去华城医院做，核磁还贵些，核磁看得更清楚些吗？我包牙了，你知道做这个有影响吗？" 吴勇："这药浴反正挺有用的，我也不知道啥原理！" 李红："好多指标我也看不懂，基本都是医生给我细说！"
习惯性依从	大强："反正就是她（女医生）给我开的药，我也说不清楚（不明白）是啥药，盒子扔掉了，我也说不上。反正最好一次多开上一点药。" 成桂："我反正也不太懂这些东西，医生人家是专业的，我就听他们的就行了呗！" 尕超："这个药的剂量啥的我也不敢乱吃，上次医生给我写的吃药的说明找不到了。"
信任	老田："我也不知道，我们合作医疗不用交，国家交，我们是牧区新农合么，感谢国家政策么。" 张喜："医生人家肯定都是对啊。"
无奈地接受	刘卫东："我们也不知道啊，大夫说我们只要想住院的话就必须要做啊，没有那项检查的话，就不能收我啊。" 宗山："治不好就治不好吧，反正也去了很多地方，用了很多药！"

患者表现出来的"无知"主要体现在看病流程、自身疾病的治疗、自身服药的种类以及治疗安排上，这种"无知"一方面体现了医疗知识的缺乏，另一方面也表现出缺

乏行动力的基础上的信任与无奈的情绪。患者的"无知"并不带有强烈的感情色彩，或是对医生医疗水平的质疑，反而显示了对政府政策的信任和对医生的依赖。究其原因，一方面是病人普遍受教育程度低，相关医疗权利意识尚未形成；另一方面是因为县城具有"熟人社会"的人际关系特征，不论病人还是医生都比较看重亲缘关系和地缘关系。病人常说"某某医生是我家亲戚"，此时人际关系信任总是先于对医生身份的信任。人们信服的常常不是对某种疾病的病因解释，而是搜寻病因解释的社会关系路径（汪丹，2013）。即使对某个医疗环节存在疑问，病人还是会选择信任医生和医院。这种信任是吉登斯所谓的"盲目信任"。正如前文所述，"小城病人"由于文化程度有限、医疗知识匮乏、信息更新慢，病人把更多的信任投放于"系统信任"或"体制信任"，从而在面对各种医疗安排时表现出了习惯性的依从。当治疗效果微弱甚至没有治疗效果，病人只能选择无奈接受和自身去消化这样的结果。

六 医疗实践中的知识合法性化过程

1. 成功的知识操演

在藏医院的风湿治疗过程中，医疗情境中的非人行动者和人类行动者共同在操演着一项医疗实践的合法性，其共同目标是获得病人的信任从而达到更好的疗效。疗效的实现又在这个知识操演的回路中进一步加强及合法化藏医院医疗实践。在风湿治疗的医疗情境中，成功的操演有四个层次的行动者：第一个层次是外在于医院的当地自然环境和文化。H县的气候、高原环境和生态，为优质的水源、天然的药物提供了条件，当地自古以来就有能治病的药水神泉。藏族特有的文化特征使藏医的发展一直带有宗教的神秘色彩。这种自然环境与文化相结合的外在大环境加强了患者对药浴疗法的信任。第二个层次的行动者则是藏医院风湿科的医疗场景。从医疗情境的设计上看，首先，通过科普挂图进行疾病知识传播、疗法介绍。科普挂图除了介绍疾病成因和对应疗法，还介绍如何运用改善生活和饮食习惯的方式治疗疾病。其次，在看诊和治疗室的设置上均使用让病人容易进入医疗场景的模式，破除了西医在医疗场景设置中出现的权力区隔。最后，在就医程序上大大简化，病人只需要用身份证就可以在一楼大厅的机器上办理就诊卡，拿着就诊卡就可以看病。参加了当地新农合的病人甚至无须交任何押金就可住院治疗。第三个层次是以药浴为主的特色疗法的使用。藏医院的特色疗法在传统基础上进行了改进，病房内的结构也以方便患者做药浴治疗进行了改造（见图5-6）。除了药浴之外，蒸汽床代替了土炕成为泡浴后病人排汗和恢复的有效设备，同时再辅以蜡疗、针灸等方法缓解病人局部的症状。第四个层次是人类行动者：医护人员、病人及其家属。从医护人员的陈述中，笔者发现，慕名而来的外地病人能获得更好的疗效。医护人员认为他们依从性更高，对传统疗法更信任，也更积极

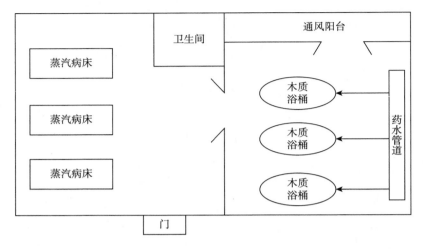

图 5 - 6　药浴病房内结构

地配合治疗，因此获得的疗效也会更明显。从病人自身的陈述来看，藏医的特色疗法以及从整体上对他们的身体进行调理的治疗方案确实解决了他们通过西医无法解决的身体问题，疗效显著如明显的疼痛缓解、疼痛复发的频率降低、痛苦减弱、多年无法活动的关节可以活动。这四个层次人类行动者和非人行动者共同合作、参与并使知识的操演形成完整的回路（见图 5 - 7）。地方性知识不但作用于解释疾病，同时也作用于疾病的治疗。

2. 失败的知识操演

　　一项慢性病的治疗是一个相当复杂的过程，涉及多种主客观因素。对某些病人有效的疗法，对另一些病人可能并不起效。一种地方性知识在现代性的背景下并不一定被当地人信任和运用并达到疾病治疗的效果。现有研究指出，疗效和效率是人们就医选择中最为核心的考虑因素（郭小

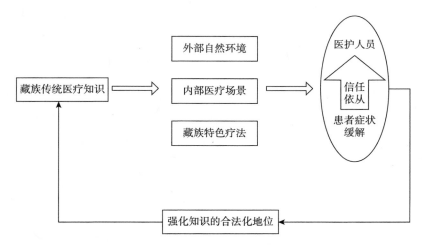

图 5 – 7　知识操演

聪、杨颂德，2017；包红梅，2013）。藏医院的风湿治疗医疗实践中的一系列非人行动者，对本地病人的作用反而较为不明显。

上文讨论过"当地环境及文化"、"医疗场景"和"特色疗法"对本地病人来说都习以为常，因此这三个层次的非人行动者的操演能力相对较弱。虽然政策和医疗收费上给予本地患者更好的条件以利用本地医疗资源治病，但是在疗效和效率无法保证的情况下，我们反而看到地方性知识在当地人身上失败的知识操演。本地病人并没有按照预期，更信任具有地方性特征的疗法，在医疗政策给予补贴的情况下选择民族医疗进行风湿病的治疗。而是在经济许可的条件下本地病人选择到市里的医院就医，或者选择忍受长期的疼痛而不进入医院进行系统的治疗。

七　小结

长期以来，学界存在关于地方性知识的各种争论。人类学研究强调地方性知识与西方主流知识的区别，以及其值得被重视的地域性、文化性、民族性特征；科学技术哲学则强调破除以数理实验为基础的现代科学知识的客观性和普遍性，关注科学知识在社会的脉络中积极运用各种资源成功建立自己的说服力的过程。任何一种知识都无法脱离其赖以生存的社会背景。一再强调地方性知识与普遍知识的区别，或是强调普遍知识的地方性特征都只会陷入无休止的认识论争论。实际上，在后现代社会脱域机制的影响下，在医疗体系中，我们看到地方性知识所代表的各种传统疗法通过各种手段在社会脉络中积极建构自身的合法性。

本章选取藏医院对风湿的治疗作为研究对象，讨论地方性知识在现代医疗体系中利用各种人类行动者和非人行动者积极进行知识的操演，通过吸收各种资源在社会互动中强化知识对疾病的解释能力。当知识成功地作用于疾病治疗，医患间的信任关系得以建立，知识操演回路又进一步强化地方性知识的合法化地位。但是也存在地方性特征疗法在患者身上无法成功操演的情况，正如麦肯齐所言，知识的操演是一个有限解释的过程。

第六章
苗族医疗实践中的当地医者与患者

我国是一个医学多元化的国家，西医、中医及其他医学观念共同影响着大众对于健康、疾病、治疗的认识。传统医药是包括中医药和少数民族医药在内的我国各民族医药的统称，是反映中华民族对生命、健康和疾病的认识，具有悠久历史传统和独特理论及技术方法的医药学体系。少数民族医药是传统医药的重要组成部分，也是中华民族的伟大创造。各个民族为了提高在自然环境中的生存能力，在长时间的生产生活中，通过不断总结和积累经验，形成了本民族的医学创造和医学知识。现代化进程中的民族医药，面对现代科学的拷问，积极进行自身知识体系的修复和完善，将传统医药与先进技术结合，形成了许多新型疗法。2019 年 5 月，《国际疾病分类》（第 11 次修订本）正式将起源于中医药的传统医学纳入其中，意味着以世界卫生组织为代表的整个国际公共卫生系统对包括中医药以及来源于中医药的这部分传统医学价值的认可，标志着传统医学迎来了全球化发展的新机遇。2019 年 10 月，习近平总书记对中医药工作作出重要指示，强调要推动中医药和西医药相互补充、协调发展……推动中医药走向世界，充分发挥中医药防病治病的独特优势和作用。① 在众多民族医药中，藏族、蒙古族、傣族凭借本民族的语言和文字，较好地保护传统民族医药文化，具备较完善的民族医学理论和院校培训系统。苗族虽然有本民族语言，但没有相应的文字，缺少完整的理论体系，传承现状和影响力远远落后于其他民族医学。湘西地区对苗医的挖掘、整理、管理、传承工作重视程度不高，当地苗医发展滞后于其他地区（如贵州）。苗医药历史悠久，反映了湘西地区的地方文化和社会环境，极具地域性文化特质，其传承和保护应引起关注。

在这样的背景下，本章以湘西苗医在县域基层医疗实践中的知识形成与运用的过程作为研究对象，通过对医者的医疗知识形成过程、医者对患者的治疗过程，以及患者对医疗知识的接受和内化过程三个方面进行研究，讨论文化情境性因素、行动者之间的互动和意义赋予对于地方性知识建构的作用和意义。

一　苗医药文化

苗族东部方言区，以湘西为中心，包括湘、黔、鄂、渝的 20 多个县市。东部苗医药学主要有欧志安、唐永江、龙再书、滕建甲等人的学术观点，以及苗族生存哲学指导下的花垣县苗医学术观点。欧志安归纳整理了凤凰县苗医

---

① 《传承精华守正创新，为建设健康中国贡献力量》，《人民日报》2019 年 10 月 26 日。

药的四大特征，分别是命名的民族性、分类的特殊性、加工炮制的简易性和配方的灵活性；并指出苗医的四大特点分别是：巫医一家、医药一家、医护一家和医武一家。①

1. 识药用药

苗族人多居住在山区，受生活环境的影响，他们在识药用药上有古朴、实用的方法。苗医对草药药性的理解和使用反映了他们对自然的认知方式：草药的颜色、形状、性状都可以类比为其药性。例如，大血藤外表棕褐色，用刀在表面刮几下，就会有一层鲜血般的内质露出，将一端蘸水，从另一端向内吹气，蘸水的一端便会有气泡冒出，由此可知其内部是中空的。苗医据此认为，大血藤具有活血通络的药效。

苗医和中医都以草药为主要治疗材料，但在用药方面有所区别：第一，苗医常用的本地药材即可视为苗药，苗药更鲜，药性更猛，药效更显著；第二，中药因集约化生产、批量运输，需要延长保存期限，所以中药多为干药，药性相对温和。因此，在用药配方上，苗族草医习惯将草药生用、鲜用，以保持药鲜、味浓、性猛、效速的医疗效果，以最低的代价、最快的速度换取最后的医疗效果。苗医采摘草药讲究季节和时令，并且对草药的处理加工有多种方法，包括配合盐、醋、燕麦进行煮制或炒制等。

2. 敬师传统："请师傅"与"倒药罐"

敬拜师傅是苗医一行的"行规"。苗医运用巫术治病之

---

① 《苗族医药的文化特色》，https://www.sohu.com/a/414772517_120819144。

前，必须在心中敬拜师傅（将医术传授给草医之人），有时候还需要给逝去的师傅烧纸钱，向师傅"借力"，称之为"请师傅"。苗医在乡间行医收费不固定，但"断根（意为治好了病）"的患者都会约定俗成地请医生"倒药罐（倒药碗）"。"倒药罐"是一个吃饭的由头，通过请医生吃饭，来表达对医生和医生的师傅的感谢和敬意。患者家必须准备"刀头肉"，刀头肉就是猪身上腰部连着 1~2 根排骨的那块肉，常用于民间祭祀。吃之前，必须上香烧纸，患者家里所有人（小孩子不可上桌、旁系亲戚不算）必须把筷子架在碗和盛酒的杯子上面，坐着等医生在心中敬过师傅之后，才能开始吃饭。苗医注重师承，如果医生治好了病，必须记得感谢师傅，否则以后可能就治不好了。苗医对师傅十分敬重，不仅要在"倒药罐"的场合先谢师傅，逢年过节还要祭拜师傅，如果师傅尚在人间，则带着刀头肉看望师傅。苗医相信，如果对师傅不敬，医术就会失灵。每次熬过药的药渣子不能乱扔，要倒在干净的地方，如山上、树根下、河里或者田埂上皆可。但要远离垃圾桶和厕所一类污秽的地方，因为扔在污秽之地往往被认为是对草医的亵渎，对师傅的不敬。

二　成为苗医：知识的形成过程

1. "灵验"知识的承袭

杨建中医生的外婆是村寨里的"仙娘"，懂一些草药治病的药方，也会用巫术治病。杨建中在年轻时向外婆学习了一个祖传药方。最初，杨建中并不知道祖传药方可以治愈"包块"，只知道这个药方有很好的止痛效果。这个认识来源于他的亲身经历——一次摔伤后外婆用这个药方为他治好了伤痛。

> 我第一次用（这个方子）来治病，还没有出来（还没出乡），治的是骨结核。有个人他大腿坏了，州里（州人民医院）要给他锯掉，他不想（锯掉）。他认识一个我们乡的，知道我懂一点，就过来（找我）治。我就那一个方子，别的没治过，配了药敷在他腿根部，试试看吧。然后，一个礼拜后，他能下地走路了，不用截肢了。（杨建中）

止痛的药方能用来治愈原本需要截肢的伤腿，实在出乎杨建中的意料。他当时也没想到，这个祖传药方的疗效竟还能继续给他和患者带来惊喜。20 世纪 90 年代，杨建中所在的乡有一个 12 岁的女孩得了脑瘤，后经杨建中的祖传药方得以治愈，顺利长大成人。

> 她在那个长沙医院，说是胶质瘤，长沙（的医院）不敢开刀，搞不好。要她到武汉去，要准备 10 万元。那时候 10 万元是天文数字啊，她家拿不出，就找我治，我说试试。（我帮她）把头发剃掉，多敷一些药，治了一个多月，好了。（杨建中）

自那以后，杨建中对这一祖传药方的效用信心大增，又凭此方治好了被诊断为乳腺癌的同乡妇女。他儿子杨小恺笑称父亲当年是"一个方子打天下"，但也遇到过治不好的疾病，甚至同样是乳腺癌，有时候能治得个七七八八，有时候就一点用都没有。在草医的治疗理念中，未能治愈的疾病是有特殊原因的，能否治愈的关键在于患者的"命"好不好。

> 有些人得病是该死，有的病在有些人身上是治不好的，现在治好了，以后还会犯。（杨建中）

> 只要患者一直接受治疗，治愈率是百分之百，有的患者没治好是因为他们没坚持，还有就是他们的命不好。（杨小恺）

或许是草医必须不断向外界传递他们医术独特且精湛的印象，所以对治愈和未能治愈的解释完全不同，治愈说明医生治疗得当、医术过硬；未治愈则在于患者自身不配合治疗，或是冥冥之中自有治不好的道理。

湘西地区的民族医生主要有三种学习渠道：承袭、自学、同行交流。历史上，民族医生的许多偏方和土法的传承都是"口口相传""代代相传"。村寨里擅长治病的医生通常会将治疗方法传授给子孙或徒弟，接受过教育的医生还会用汉字将治疗经验记录下来，编成医书。笔者访谈过的数位医生都有向亲人学医的经历。例如，S县中医院前院长 L 医生的父亲和兄长都是当地颇有声望的苗医，L 医生从中医药大学毕业之后，开始向家人学习苗医的用药方法，加上自己多年的钻研，也成为知名苗医。改革开放初期，农村社会中的信任关系形成于一个时空尚未脱域的背景中，基于共同在场的社会关系而建立起来的当面承诺是维持信任的基础（段麟，2015；郭忠华，2008）。巫术、药方等有效治疗手段或内容，都秉承"传亲不传外"的原则，医生视自己的医疗知识为私人占有物，这些知识不具备广泛传播的可能。因此，具有亲缘关系或熟人关系的个体是医生传授疗法的主要对象。以血缘关系为纽带的知识传递，实际上参与了个体的初级社会化过程，为医生营造了学习医药治疗的成长环境。多位访谈对象都表示曾见过家里人施展"巫术"。巫术治病有着神秘化的仪式行为，其中不可言明的逻辑激发了他们对行医的兴趣。

如果医生有向其他前辈学习的打算，就需要拜师。每位师傅都有一套因人而异的挑选徒弟的标准，心术端正普遍被视为一条最重要的标准。拜师之后需要对师傅恭敬尊重，否则医术会失灵。

王斯福和王铭铭将现代克里斯玛（modern chrisma）定义为：来自宗教传统的乌托邦式的、对超乎寻常的期待，与同质、空洞、世俗化的时间观相结合，生产出的乌托邦式的期待（Gao，Feuchtwang，Wang，2001）。赖立里和冯珠娣借用了这种"对超乎寻常的期待"的说法，认为正是在疾病发生的随机、偶然、多重因素与病情发展之间的因果链条断裂处，存在难以用理性化语言表达的"灵验"发生空间（赖立里、冯珠娣，2014）。医生经师长传授习得了有关"药"的用法，知识的有效性经过了前辈的验证，也具备较为清晰的使用条件。但正因如此，知识在后继者的认知中被赋予了先验和权威的特征，在一定程度上可能会对后继者的实践创新和知识创新形成约束，不利于知识的进一步完善。医生在行医过程中需要时刻保持对师傅的牵挂和敬重，是为了借师傅之力使医术"显灵"。临床实践的效果，不受医生对知识运用和疗法的掌握情况的影响，而是被超乎实践之外的灵验性权威所支配。被赋魅的"药"即使不被认识，医生也必须去遵守用药的规则。向长辈学习祖方的医生，或许并不知道为何要进行如此这般的药物搭配，但如果就此进行提问，反而会遭到长辈的训斥，被认为是不信任长辈、不听话的表现，这更加阻碍了知识反思性的产生。在医生缺少对病症的认识、没有获得新的药方的情况下，只能使用手头上现有的药方进行治疗，并期待其具有"放诸四海而皆可医"的奇效。尽管药被带入了医生的认知范畴，但是药物实际作用于疾病的原理被"灵验性"掩盖，难以得到正视。杨建中医生凭借祖传药方先后为乡里乡亲治好了被西医诊断为骨结核、脑瘤、乳腺癌、骨髓炎、脑出血导致的偏瘫等疾病，但看似同一种疾病的具体医治效果时好时坏。时而"灵验"的药方成为一把双刃剑，导致医生忽视对药性和病因的思考，放弃对具体病情的判断，只是在一次次的治疗中机械地套用"灵验"知识。

2. 对"药—症—病"的再认识

在使用祖传药方之前，杨建中既不知道其中的药物能否与疾病产生反应，也不知道可能会产生什么反应，更不知道药方究竟能治愈何种疾病。面对未知的疾病，杨建中的每一次治疗尝试可以说是医生的"病急乱投医"。以"包块"为例，"包块"既包括被医学诊断为肿瘤的块状物，也包括一般性质的有形肿块。现代医学诊断肿瘤的性质主要依靠病理切片，病理切片的制作需要经过尺寸测量、福尔马林防腐、脱水、石蜡液包埋、冰镇、机器切片、烘烤摊平、染色、盖玻片等数十个操作步骤。而在缺少这一系列检查工具和操作意识的情况下，肿瘤的性质乃至"肿瘤"这一疾病本身都不在当地医生最初的认知范围内。

> 那时候天天在村里，哪知道什么癌症咯，就知道得这个病，人就完了，那是个有毒的瘤子。（杨建中）

医生知其为肿瘤，乃是知识传播的结果。他们眼中的"包块"从普通的肿块渐渐被病理化，成为致死率高的癌症。提到"包块"的成因，杨建中反复说道："说不好，我讲不好，那时候我哪知道咧。"但如果问他，某一处脏腑上的癌症是如何产生的，他便会用一套"杂烩"的话语来回答。例如：

> 肺癌啊，就是肺部有恶性肿瘤，原来是个肿块，

后来癌变了。肺在（用手比画上半身）最上面，主行水，上半身气血乱了，筋脉不通了，上半身的水啊，全积在肺部，送不下去。时间一长，肺部就有肿块了。（杨建中）

杨建中对肺癌发生机制的这番解释，包含了至少三个知识类目：恶性肿瘤的概念来自现代医学；肺在五脏六腑当中位置特别、肺主行水的说法来自中医理论；气血乱了、筋脉不通、影响肺部水分的输送，这套逻辑来自前面提到过的苗医学"四大筋脉"① 学说。有着三套不同理论基础和边界的知识被西拼东凑、无缝杂糅在了一起，组成了杨建中对于肿瘤形成原因的独到见解。而"包块"这一发源于苗寨乡野之中的疾病，苗族草医对其并无清晰的知识边界和病因认识论，只有当"包块"变成"癌症"，草医才能灵活调动自己的知识库存，对其做出流畅的病因解释。

在没有医院检查诊断的情况下，各类疾病在医生和患者眼中，不过是"痛"与"伤"的身体反应。当医学对疾病做出了科学诊断，"痛"与"伤"就化为"病"，医生开始探索具有病理学意义上的疾病规律。杨建中对祖传药方

① 四大筋脉，指四肢与躯干联结的四条通道，就像干流下分支流，形成遍布人体、纵横交错的水系，承担着将气和血输送至全身的重要作用。苗医有"筋行气，脉行血"之说，即筋发之于脑，行之于脊，载"气"（惠气，苗语音译"搜媚若"），是主导人体能量和肢体运动的纽带；脉，发之于心，行之于内脏，载"血"，是将人体血液、精微、水分输送至四肢、脏腑、大脑的补给线。参见杜江《苗医"四大筋脉"学说的探讨》，《中华中医药杂志》2006 年第 10 期。

的认识，也渐渐从配方药物具有止痛、消肿、治愈日常身体不适之"症"的功能，延伸到配方药物具有治愈一桩桩病例背后的骨结核、脑瘤、乳腺癌等"病"的效用，在一次次"赶鸭子上架"的医疗实践中，不断构建着"药""症""病"三者之间的联系。

随着医生接触疾病种类的增多以及经营个体诊所的压力的增加，其原有的知识存量亟须更新和扩展。杨建中医生在县城开诊所之后，好坏参半的治疗效果和单一的治疗方法十分不利于诊所维持长期经营，他不得不正视祖传药方的药物搭配结构、用法及可应用的病症范围。在缺少系统理论指导的情况下，医生对疾病的认知体系是在实践中逐步建立起来的。但是，在临床实践的同时也离不开已有的书本资料。在行医早期，医生需要培养自身识药、辨证的能力，而医生对"病症"的认识，主要来源于经典医书。由于苗医没有系统的医学理论，许多药方散落在民间，即使专家学者对药方和疗法进行收集整理，其传播力和影响力在当时当地也十分有限。这就使得与苗医学共处于草药传统中的中医学成为苗医学习的首选对象。一般常见的中医药应用类的书籍有两种索引设置方式，一是药物索引，二是病症索引，后者更符合当地医生迫切的临床需求。当医生接触到一个陌生的病症，首先会根据病症所在的部位将疾病大致定位在某一处躯体或器官，再去查找这一部位常见的病症，将患者的症状与书本上的描述进行对照。一些医书上会为常见病症提供经方（中医学典籍中的经典药方）和验方（临床疗效突出的药方），医生便参照这些经方、验方为患者搭配药物。

初学者变通能力较差，对药物的药性、功能掌握得不好，大多数是将已有的药方进行生搬硬套。学习意识强的医生，如杨建中，对医书上各种品质不一的药方感到困惑，反思书本上的知识是否真的具有权威性，又是否能切实地解决具体的临床问题。于是，他在使用药方的同时也在思考最根本的"药"的问题，而按药物设置索引的书目则是必修的基础知识。杨建中通过杨小恺收集的草药图鉴资料以及《中药大辞典》开始识药，并时常去山里采药，亲自试药，检验其是否与书本描述一致，其中又可能获得一些令人惊喜的意外收获——如嫩桂叶治烫伤效果"拔群"，就是他在意外情况下的试药中发现。在翻阅药典、医书的过程中，关于草药的规范性知识开始进入医生的认知范畴，扩充了知识库。原本只作为实物存在的无名草药，从此有了学名，并且具备药理和性味等草药性质，成为一种知识符号。医生以书本所承载的规范性知识和自身临床经验建构起对"药"的再认识。

在取得一些治疗成果之后，杨建中开始思考和总结乳腺癌、脑瘤、骨结核这些经祖传药方治愈的疾病有何共性，药能发挥作用的道理是什么，慢慢便有了一些发现，并开始以新的治疗方法补充原有的旧方。

发炎啊，包块啊，疼啊，疼得不行啊，动不得啊，这些（用祖传药方）都可以治。后面我胆子就大了嘛，出来以后，又治了骨髓炎。在联合诊所的时候，治脑出血后遗症，那个偏瘫，都用的是这个，多的是配了药内服。（杨建中）

杨建中来到县城之后，开始真正以行医为业，探求医疗知识的态度也逐渐变得主动。他根据《中药大辞典》上的草药解读，辨清了祖传药方的用药，知晓了药作用于症的"理"。医生用药的依据，除了最初来自长辈、师傅的教诲（如祖传药方）以及自己不成熟的摸索之外，如今还有书之所言。以《湘西苗药汇编》中"地蛋"这一词条为例，关于地蛋的介绍包括别名、来源、性味、功能主治、用法用量、配方、禁忌、手绘图（欧志安，1990）。地蛋苦寒无味；主治清热解毒、消肿止痛；内服可煎汤、研末或磨汁；外用可捣敷、吹喉或切片含。草医根据药的性味和功能建立起"药"与"症"之间的联系，不断完善药物对症的思路。例如，地蛋一类性苦寒凉的药物通常在治疗热症、毒症、肿症方面具有较好的功效，由此可以归纳出"以冷治热"的用药规律。

对一些药物知识有了基本掌握之后，杨建中开始尝试药物用法和搭配上的创新。

书上会配用法，水煎服这样，我就试试有些能不能内服。（杨建中）

结合阅读的经方、验方，杨建中总结出了一套"包块"内治的药方。根据药物性能的不同，"包块"的内治法又包括清热法和消法，需要搭配起来使用。清热法是用具有清热、泻火、凉血、祛暑、解毒作用的药物来清除各种火热症。常用药物有夏枯草、竹叶菜、七叶一枝花、白英等。消法又叫消肿（胀）法，目的在于消除人体某些部位胀满不适或肿块硬疖等症状。消法就其药物功能和临床应用可分为两种：一是助脾化积法，二是消肿散疖法。后者针对体表部位肿块硬疖，具有较好的软坚除块的作用。常用药物有八角莲、土茯苓、吊杆草、鬼针草、天葵子等。"包块"的内治法是杨建中运用多种来源的知识混合构造出的一套治疗知识。虽然这套知识并非他原创，但体现了他在知识学习和知识建构中的能动性，他的主动探索也为"包块"内治法的完善做出了贡献。

除了药物知识的增长之外，医生通过自学的最大收获便是将药物应用于临床实践，总结、形成一系列行之有效的对症药方。杨建中将从医以来经过临床检验的药方和治病原理一一记录，记满了18个笔记本。许多整理、介绍民族医药的文献研究均指出，医生在药物的识别和采集过程中，以色、形、味来判断其可治病症，经过亲身试药，自我生产出一套关于用药规律的知识。如苗医用药遵循以红治红，以藤治通等。这是一种从药的性质进行"药—症—病"探索实践的认识路径，"神农尝百草"也是如此。杨建中却呈现与此不同的知识建构思路，他对以冷治热一类规律的认识，来源于书本介绍和临床验证。杨建中最初对药物的药性和功能一无所知，却有一张能治百病的药方。治疗脑瘤、骨结核、乳腺癌等临床经历使他对所用的药与多种疾病产生了联系，为了增进对药的理解，他将各种疾病中相似的症状进行了归纳，发现肿和痛是症的共性，"药"与"症"的关联进而得到了认识。医生建构自己的知识体系时，发挥了极强的主观能动性，各种知识的边界遭到模糊化处理，知识被裁切、修正、组合成便于自己理解和应用的内容。以肩周炎为例，肩周炎属中医"痹症"范畴，中医对肩周炎的辨证分型在临床上包括风寒湿型、瘀滞型、气血虚型、肝肾虚型等常见类型，根据不同的辨证结果，进行相应的诊治。在杨建中的诊疗思路中却不见中医经典的辨证施治，他根据肺肾相生的中医理论，判断肩周炎由"肺水不通肾"导致，治疗上应以疏通肺水为主。在田野调查期间，笔者恰好遇到两个肩周炎患者。患者表示，经过杨建中医生的推拿治疗配合内服药物，疼痛明显缓解，一个疗程过后，肩关节恢复活动能力。结合这个例子与杨建中对肺癌的诊断可以发现，不同症状的疾病可能共享着相同或相似的病因解释逻辑，却又有不同的治疗方案，而具体疗法之间的差异便是医生建构起来的关于"药"作用于"病"的认识空间。

三 患者对民族医疗知识的认同

患者对民族医疗知识的认同主要是通过三种机制实现

的。首先，这种土生土长的地方性知识在患者和医生之间几乎不存在知识壁垒，医疗过程中的知识沟通对于患者来说接近于"零障碍"，知识认同的基础条件比较充分；其次，民族医疗当中的巫术治疗有着药到病除的神奇功效，患者对自己不可支配的"鬼神"充满敬畏，这种敬畏即表现为对不可言喻的知识的信服；最后，民族医疗作为替代医疗，对患者的身体和患病的精神苦难和经济负担都予以充分的人文关怀，使患者获得良好的治疗体验，加深患者对民族医疗的好感和认可。

1. "零障碍"的知识沟通

拉图尔在分析科学构造的过程中，频繁借用"黑箱"一词，来指代那些被当作其他理论的基础加以使用的科学理论（Latour，1987）。对于大部分普通患者而言，现代医学疾病诊断背后的生物医学原理，就可谓"黑箱"，这些生物医学原理被视作天然的科学公理，基于此做出的疾病诊断，也是科学的一部分。现代医疗机构是国家提升医疗水平、促进全民健康的重要战略实施地，在社会生活中植入并巩固了人们在健康方面对于医院和医生的认同。随着医疗保障日趋完善，医学技术日益精进，疾病和治疗仪器不断细分，似乎理解医学知识的门槛越高，求证的过程越发复杂，知识变得更加艰深，就越符合人们对"科学"的定位和认知。姑且不以建构论的视角去讨论现代医学的科学性何以形成，但这种科学性一方面把现代医学知识推上了至高的殿堂，另一方面也在患者和医生之间筑起了高墙。

患者在遭受病痛折磨时，求助于医生通常是不假思索的选择，在诊疗过程中，患者能够发表意见的空间也只局限于治疗方式、费用和疗效，至于医生给出的诊断，患者的知识储备并不足以与医生产生充分的对话。知识区隔带来的后果，便是患者不得不将生命与健康交付给医生，还缺少与之协商的话语权力，这是预判信任和盲目信任的叠加，患者和医生的知识与权力显然是不对等的（详见第三章）。患者无法获得满意的治疗效果且面对"黑箱"时感到无力与愤怒，进一步引爆医患冲突。上文已经分析过，民族医生在治疗时所使用的知识是多元的，包含了中医、西医、苗医、个人经验、民间医术等多种知识。从用药的角度来看，中医和苗医都善用草药，而在一个有着崇山峻岭的少数民族地区，当地人对于草药是十分熟悉的。笔者第一次去特色中草医康复所时，遇到一位帮患者取药的患者家属，他非常入迷地看着杨小恺医生抓药、煎药，时不时向他询问、确认草药的名称和用途。

　　草药好香，你觉不觉得？我从小就喜欢看采药的，就是村里草医啊，看他们采药，好些药都认得，就是记不清，一说我能想起来。自然物就是能治病，你说是不是有意思？（患者家属曾广进）

在乡村，常能见到大片草本植物生长着，当地人知道哪些是草药，但在笔者这种"外人"看来，就只以为那些植物是杂草。草药与人同在乡野生长，构成当地人生长环境的一部分，当地人会对草药怀有一种天然的亲切感，自己也能辨识部分草药，草药所代表的民族医药对他们而言并非那么高深莫测。当地人将草药看作"自然物"，疾病也是自然规律在人体运作之下所产生的身体感受，"草药能治病"的判断是当地人在社会化过程中建立起来的认知，也是经过日常实践得出的结论，这并不与"现代医学能救命"的认知相悖，而是说明了当地人对民族医药的熟悉和效用上的充分认可。

前来特色中草医康复所接受治疗的患者当中，有人具备简单的医学基础知识，这些人常年腰疼、肩颈疼，在与病痛长期共生的岁月中，不知不觉地久病成医。他们常年与病痛相抗争、相妥协，也积累了许多治疗经验，成为最了解自身疾病的人，会积极主动地参与治疗环节。笔者观察了 W 先生的治疗过程，在患者与医生的交谈中，笔者得知 W 先生几乎每周都要来按摩肩颈，已经持续有三年了。

> 我开长途车，跑长沙，（一路上）要五六个小时。年轻时不觉得，现在总疼，就是经络不通了，肌肉粘连了，血液循环差，久了它就会疼。洗热水澡啊，用热水一直冲，血液循环了，它就不那么疼，再揉，把结揉开。（W 先生）

患者会根据自己对人体工作原理（如血液循环机制）

的想象，形成对病因和治疗办法的个体化理解，而民族医
生诊所治疗此类慢性疼痛的办法与之相类似。对患者来说，
知识的相似性是十分重要的，一旦破除了知识区隔，患者
与医生就在共通或可联结的理解中，达成了医疗知识的共
享。这使患者在治疗中愿意去表达自己的感受，医生也会
根据患者的反馈及时调整治疗方案。在疾病治疗初期，杨
建中选用开水煮毛巾，煮热毛巾之后喷上药酒，放在 W 先
生的患处热敷，一般热敷 40 分钟以上。W 先生觉得这种敷
法热度散得快，就向杨建中提出能不能换换法子。杨小恺
就去江边捡了很多石头，用沸水煮石头之后，将石头用毛
巾包裹起来，再用药酒浸湿厚棉花敷在患处，然后将包着
石头的毛巾坨压在棉花上面。W 先生表示，这种方法能借
助石头的力量压迫肩颈，获得疼痛感反而能让他觉得 "舒
服"，但是压的时间太久，患处就会 "胀得难受"。于是杨
小恺和杨建中又改变了思路，既然石头太重了，压着会难
受，那就 "以柔克刚，我们用袋子装着热水，这就压得不
难受了"（杨小恺）。目前来诊所接受热敷治疗的患者，基
本上都是采用塑料袋装热水配合厚棉花浸湿药酒的方式。
可以看出，民族医生不是一味地追求疗法的科学性或专业
性，而是重视患者的治疗体验。医生所实施的具体疗法其
实留有很大的协商空间，患者会将自己真实的治疗感受反
馈给医生，促成治疗方式的不断改进和治疗体验的不断优
化。患者与医生的协商过程及其结果也并不受专业性知识
的制约，从对病症的判断和理解，再到实际的疗法实施，

对患者而言更像是寻常生活知识在诊所这个医疗场域内，由有医疗知识和经验的人参与其中的知识包装与再演绎。因此，民族医疗在患者看来，是以实现更佳的疗效、提高患者的治疗感受为目的，是具有平等性与交互性的知识实践。

2. 民族医疗的"奇效"——对身体的仪式性治疗

学界有不少研究都指出了"神药两解"作为一种民间医疗行为在少数民族地区流传的普遍性。顾名思义，"神"是指巫医通过念咒、画符等仪式驱除附身于患者的鬼神，进而消除病症；"药"则是服用药物或接受医院治疗。通常在"神药两解"的医疗观念中，疾病是鬼神作祟或是天谴神罚导致的。对于鬼神所造成的疾病，就需要依托拜神、敬鬼来解除病症，多表现为一些驱鬼辟邪的仪式。各类仪式性治疗作用于疾病治愈的原理很难得到现代医学的解释，这种非理性医学在已有研究中更多地被解释为一种心理安慰机制。用于"神解"的知识和方法不是所有医生都能掌握的，甚至实践着"神解"的医生都讲不清其中的缘由。支配着医生和患者进行"神解"的乃是一种广泛的社会意识，包含了当地人对自然的认识和理解，体现了地方性医药知识的文化合理性。小部分来到诊所的患者，正是出于"神解"的需求。

> 娃娃一直哭，哭了一晚上，白天也睡不安，大夫你给他驱一下咯！（芋婆婆）

只见杨建中医生拿出了一个火盆，烧了香纸，用朱砂在小婴儿的额头上点了点，对着小婴儿口中念念有词，还抱着他的脸，分别在脸颊左、中、右的位置贴了贴面，拿起一把香在他面前晃了几次，又扔进火盆烧掉。杨建中医生面对此类病象，在了解对方的需求后，不做任何诊断，一套操作行云流水，仿佛对于治好婴儿的哭吓成竹在胸。

> 我婆婆还有我妈哦，很信这些的，他们以前在乡里见过，我妈说我小时候哭吓啊，也是请村里大夫念了念，就好了的。他们说是小孩子看到不干净的东西了，像是有鬼找上了。大夫他们，跟生死打交道，能有力量治好。（芊婆婆儿媳）

在患者的认知里，"神解"显然是讲不清原理的，是一种长辈们所相信的"神秘力量"，而"神解"的力量来源于医生治病救人的天职。医生治愈疾病，相当于赐予患者新生，具有神圣的能力，能祛病祛痛，也能驱除那些"不干净"的东西。巫术力量虽然讲不清道理，却因代代相传而格外具有说服力，形成了"神到病除"的医疗认同。P女士的母亲曾经依靠巫术治愈了她，如今她也借医生的巫术治好了自己的孩子，"神解"再一次巩固了患者对不可言喻的医疗知识的认同。与巫术相比，去医院治疗"哭吓"反而不是明智之举，甚至会因为化验检查加重患者的身体负担。在能治好病的前提下，为什么会有这个病、如何科学地加以诊治，反而不是患者关心的问题。

"神解"所必经的仪式凝聚了一定的情感能量，仪式的展开能带给患者适当的心理慰藉，使患者获得精神支持，这时患者认同的已不单单是"神解"这种特色疗法，而是深层次的民族社会文化。然而，即便"神解"能够大显神通，解决现代医学无可奈何的疾病，但在现代社会也遭遇了许多质疑。县中医院前院长 L 院长向笔者讲述了他女儿的一次求医经历：

> 她小时候有一次发高烧，带去县里又是挂水，又是打针，好多种药下去了，还是不退。后来我妹夫，他从小跟家里学苗医，就说能治。念咒语，又在背上扎针放血，当时是有点虚。烧久了很虚弱，睡了一晚上，第二天就退烧了。你说神不神奇，就是这么讲不清。我不知道到底是不是真的有用，也许是前面吃了药，病本来就已经快好了，到了他这里，刚好就好了，不一定是他治好的。（L 院长）

与 P 女士相同的是，L 院长的女儿也通过巫术医好了病，承认了这种不可言喻的巫术力量的独特性，却对其真实效用持怀疑态度。当然，这也因为他女儿在前期确实接受了医院的治疗，无法辨别真正起作用的究竟是扎针放血，还是缓慢发挥了作用的西医疗法。

　　巫术不是谁都能施的，要医德好的人才行，患者
首先要相信，都说"信则灵"，治病也要看你们之间有
没有缘分，你相信大夫能治好，那就是有缘能治。（洛
院长）

　　L院长虽然接受的是现代医学专业教育，却由于工作上
的接触，对苗医巫术颇有一番理解。尽管他本人做不到对
巫术的疗效投以百分百信任，但对巫术得以施展的机制却
十分肯定：医生要有医德，患者要给予信任，医患双方需
有缘分。这几个条件看起来甚至有些"玄学"。现代医学产
生效用的机制一定是基于科学循证的，丝毫不会因为医生
的德性或患者的心态而发生改变，患者只需要交出身体即
可。然而"神解"对患者而言，其能否生效是难以把握的，
患者出于对鬼神文化的尊重与信服，不得不认同不可言喻
的玄学；而巫术如果没有产生理想的治疗结果，患者也不
会将其归因为巫术本身不灵验，因为不灵验的根源在于医
患双方没有缘分或是患者的心不够诚。如此看来，巫术治
疗法在当地人的心目中有着特殊的地位，人们对巫术保持
着敬畏之心，认同"心诚则灵、有缘能治"的"魔法"，体
现了根植在人们内在精神世界之中的传统性秩序。

　　3. 替代医疗，不可替代的关怀

　　在特色中草医康复所接受治疗的患者中，大部分前期
都在县人民医院甚至州人民医院治疗过，只是疗效都不甚
理想，这才在熟人的介绍下转而求诊于民族医生。在这些

患者中，疑难杂症患者占一部分，问诊民族医生对他们而言，是走投无路之下的一步险棋，或许可以出奇制胜，成为救命稻草，即使民族医生治不好病，患者也无可奈何。因此，在患者的就医选择中，民族医疗通常作为西医的替代医疗出现（马辉、林中举，2015），在提供力所能及的治疗的同时，也给予患者多方位的关怀。刘阿姨的儿子曾患过敏性紫癜，花费20多万元在长沙湘雅医院治疗无果，经同乡介绍，前来特色中草医康复所寻求特色疗法的帮助，只花费了3000元，不到3个月就痊愈了。患者手写的感谢信至今贴在诊所的墙壁上，内容如下：

> 尊敬的杨建中医生：我是您的患者X。五年前我不幸患上了过敏性紫癜，五年间，我辗转于多家医院和诊所，不仅给家庭带来了巨大的经济负担，还曾差点荒废了学业。二〇一八年十一月，我经熟人介绍来到杨医生处接受治疗，经服药两个月，病已大愈，至今没有复发。特呈此信以表感谢！
>
> 此致
>
> 敬礼！
>
> ×××
>
> 2019 年 9 月

患者和医生即使是同乡，彼此认识，但患者在就诊时并不会优先选择民族医生，这主要是因为在医保政策下在医院治疗可以报销医疗费用，加上对医院专业性、权威性的信任。一旦迈进医院大门，就要做多个检查，从血常规到尿常规再到影像学检查，看似步步揭开病人身体中的疾病真面目，却也在消耗着患者及其家属的耐心。生物医学的知识门槛和循证医学的诊断体系，决定了普通患者及其家属并不了解医生的检查和诊治行为，完全处于一个"被牵着鼻子走"的状态。在诊治过程中，收费是持续性的，并不是治好了才付钱，而是先付钱再治病，每一次新的检查和治疗都要缴纳费用。于是，患者及其家属的求医问诊，经过了知识的区隔、感情的信任和托付，以及源源不断的经济支出，历时越久，神经越是紧绷，对疗效的期待值也会越高。当他们历经种种，却被告知还要进行下一步检查治疗，或是病情没有任何好转反而加剧，患者及其家属很难不崩溃。患者之所以转而"投奔"民族医疗，正是因为他们所信赖的现代医学花了大量的时间去找病灶，而不是关注他们的身体需求，缓解他们的苦痛。患者来到民族医疗诊所之前，通常对民族医疗的期待值是很低的，只是将民族医疗看作一种"不在乎多一个"的尝试。一旦治愈成功，医生便成为患者的"救命恩人"，得到来自患者及其家属的巨大信任，患者也会更多地将身体的不适暴露给医生，从而建立起长期稳定的医患关系。

民族医疗作为替代医疗，不仅能够为化解疑难杂症提供良方，还能通过更具舒适性和性价比的疗法来为患者提供医疗服务。为了能够在短时间内建立起患者对医生的信任，民族医生通常在收费方面不会有过多的计较。甚至如果遇到经济拮据、家庭条件很差的病人，他们会适当将费用减少，不会因为是生人、熟客或是介绍来的有地位的患者就区别收费。

> 如果就看病咨询的话，不能收钱，因为比起交钱让医院仪器做检查，患者不会相信给你钱让你把个脉的结果。除非医生水平过关，确实通过把脉发现了患者身体的一些问题，那患者是可能相信医生的医术的。（杨小恺）

因此，医生免费看诊，其实是先迈出一步，以示诚意。与医院采用的现代医学相比，民族医生并不执着于寻找病灶，确认病因，而是致力于缓解患者的疼痛。类似肩周炎这类非传染性慢性疾病，所带来的疼痛感非常影响患者的日常生活，患者最需要的不是一遍又一遍地确诊，而是迅速地缓解疼痛。老索常年患有肩周炎，在县人民医院接受过药物治疗，消炎药和止痛药吃下去没有任何效果。

> 小药片一看就没用咯……又去了县中医院扎针。扎针有效，但我觉得针刺入身体有些难以忍受，麻到脚趾头，又酸又软。我听人家讲，可能会扎破内脏。（老索）

而且针灸后不能洗澡，夏日天热多汗，十分不便。老索在诊所免费体验过一次推拿之后，就认可了杨建中的手法。杨建中对他所使用的治疗方案，只需药酒热敷半小时，再用手推按，便有不错的效果。

> 热敷很舒服的，他手法也好，之前问过我，我说不要针刺，我不喜欢，这样方便，简单，价格也不贵。我去外面出差，北京街边一个按摩店，没用什么药，就按你一小时，还要两百（元）呢。（老索）

患者在吃药无效后，对化学式所代表的西药片剂嗤之以鼻，认为它们起不到什么作用；对于中医的针灸，也由于害怕冰冷器物侵犯身体边界而拒绝接受。而民族医生泡制的药酒结合有力的推按，正合患者之意。其实单论疗效，药酒加推按未必能比针灸有效，但是患者出于对身体和疾病的感受，选择了药酒加推按，以对疗效的让步换取得体、舒适的身体体验。像民族医疗诊所这种关心患者感受、具有协商空间、分段收费的诊治模式，显然更能获得患者及其家属的好感。诊所经常有熟人来看病，有些是医生的同乡、邻居，有些是合作的药农，还有附近旅行社的老板。在他们眼里，杨建中医生身上的"医生角色"并不重，反倒是一个"能治病的朋友"（老索）。由医患关系转为朋友关系，带给患者的是许多治病之外的关怀，医生会和他们聊天，聊小孩的教育，聊季节性的特产，聊旅游计划（临近国庆）。虽然这些并不能对患者的疾病给予有针对性的治疗，但能让人在其中感受到医者的温度。此时，民族医疗并不只是对患者的身体关怀，更从精神、经济等角度，展现了对疾病这一社会苦难所持有的医学关怀。

四　知识建构策略

医生利用地方社会对民族医疗的实际需求以及民族医药的文化价值，确立了医疗行为的文化合法性。医生通过实现职业身份和医疗场所的制度嵌入，为医疗实践提供了知识规范性的基础。医生通过实践场景的设置，展示了知识的专业性，治疗的效果和治愈的患者反馈都是医生知识有效性的临床证明。同时，当地医生讲究师承的传统及对命数的看法则作为一种有用的知识，为一次次成功的诊治提供了"治疗是有效的"的信念。

1. 制度文化路径

行动者的知识实践行为受到制度规范和社会规范的约束，同时行动者又基于对制度文化的遵守，被赋予了参与实践的制度化身份。因此，行动者合法性身份的取得依赖制度许可和文化许可两方面。少数民族地区为医疗多元化提供了政策支持和相应的管理措施，草医可通过相关考试获得民族医从业资格证。同时，地方上对多元医疗特别是对民族医药的文化认可，以及人民实际的就医需求，也使行动者的知识实践具有了文化合法性。

从变迁的视角看，制度合法性和文化合法性在行动者的医疗实践中呈现为交替主导。在 2016 年以前，地方政府对草医的行医资格缺少相应的认可机制和管理办法，民族医诊所与其他商铺并无区别，统一接受地方工商部门的监管，医生的制度身份合法性是有限的，换言之，草医行医是非正式的。而人们一直有着针对疑难杂症的治疗需求。新农合医保报销政策实施之前，更存在医院看病难、看病贵的现实问题，患者对民族医药和民间医药治愈疑难杂症的需求十分迫切。行动者的实践场所——民族医个体诊所，既能满足患者大病、重病的就诊需要，也能为患者提供保健康复的日常业务。量体温、量血压、看诊不收费，用药治疗才收费的模式使民族医诊所在某种程度上扮演着社区诊所的角色。患者与医生关系和谐，相互之间像邻居也似朋友，患者经常将朋友圈中的其他患者转介绍给医生，更常见一家老小都在同一个医生处接受治疗的案例。民族医诊所中的医生在服务内容和方式上具备了社区全科医生的特点，扮演着医学服务者的角色。同时，苗族医药事业的发展依赖于草医的传承和民族医疗诊所的实践传播。游客区不乏许多宣传"灵药治病"的诊所，有的甚至还以"苗家养生所"为招牌，将苗药用于特色足浴，满足游客休闲、放松的需求。综合以上背景，民族医实践者和民族医诊所的存在，无疑是符合社会文化需要的，文化合法性在草医的知识实践中起主导作用。

　　举办民族医从业资格考试意味着草医经营诊所的行为受到了国家力量的介入，草医必须首先按照规定取得合法化的制度身份（政府承认的民族医生）才能行医。考取从业资格证之后，相当于草医具备了体制内的正式职业身份，其医疗行为也在正式制度规范内发生。成为民族医生之后，草医需要在当地卫生部门备案许可，卫生部门和工商部门每年会对民族医诊所进行经营许可证检查，非法行医的诊所会被关闭。草医和民族医诊所作为医疗实践的行动者和发生场域，所取得的从业资格证和经营许可证为民族医生的医疗实践提供了合法化的制度支持。由于制度许可成为民族医生从业的硬性规定和前提条件，2016 年以后，制度合法性对实践起到了主导作用。

总之，一方面，民族医生的部分医疗知识产生于以苗族为主体在当地长期积累的治疗经验，民族医生将其知识运用于解决患者的实际就医需求，使民族医疗作为多元医疗体系的一部分获得社会文化的承认，具备了知识实践的文化合法性。另一方面，民族医生通过考取行医资格证，办理经营执照，为开展医疗实践建构了制度合法性。以上两个方面共同为民族医生的知识实践确立了规范性的基础。

2. 医疗场景建构

杨建中的特色中草医康复所位于县城老城区，老城区是政府部门聚集的行政区，游客流量小，商业配置少。店面门口贴着的"主治疾病"包括鼻炎、结石、痔疮、肾炎、肿瘤、哮喘、跌打损伤、妇科杂症、痛风、脑梗死、胸腔积液等一共 22 项。诊所是半开放式布局，大门与房屋同宽，夏季里每天大门敞开，将诊所的内部环境和治疗情景完全地展露出来（见图6-1）。诊所正中央有两张拼在一起的办公桌，两把椅子上各挂了一件白大褂。杨小恺医生表示白大褂原先只是西医的一种服饰规范，但现在白大褂成了医生的"标配"。一件白大褂加身，增强了医生与患者见面时第一印象的专业性。

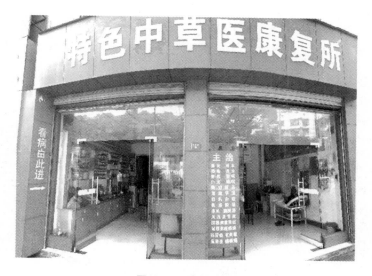

图6-1　诊所外观

　　店内墙壁上挂有"阴阳五行阵图"、苗医药宣传板、古代名中医宣传板。300多种药材被整齐地收纳在三组药柜中，一一贴有药材名称的标签，门口还经常晾晒着一些药材。一些体量较大的药材无法放进药柜，索性就摆在柜面上，透露出地道的"野味儿"。这种呈现草药原生形态的摆放形式，虽然有些"不修边幅"，但反而很利于建构起苗医、草医源于自然的认知。杨小恺医生经常在诊所内进行药材加工，或是熬制药物，药的气味弥漫整间诊所，甚至站在路口都能闻到药味。开放式的制药现场使医生的行为具有直观性和可查性，药的陈列为这间招牌为"中草医"的诊所提供了原材料货真价实的证明，具有高度的展示性，有利于医生在"中草医"专业特长方面的形象确立（见图6－2～图6－5）。

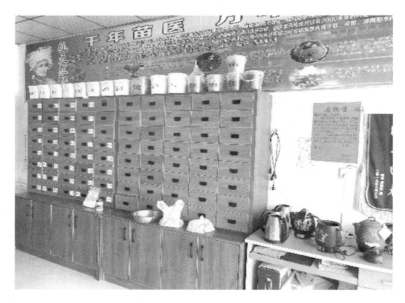

图6－2　新购置的药柜（宣传板上书：千年苗医　万年苗药）

相当一部分患者是出于慢性疼痛康复的目的前来就诊的，治疗颈椎、肩周、腰椎疼痛也是杨建中和杨小恺医生的专长。一具完整的脊椎模型摆放在办公桌的正中间，杨建中医生偶尔会指着脊椎模型告诉患者具体是哪个骨节出了问题。脊椎模型同杨小恺医生贴满空余墙壁的阴阳五行阵图、十二经络走向图的功能有异曲同工之妙，一方面便于医生向患者讲解病情、解释病因，另一方面也作为医疗

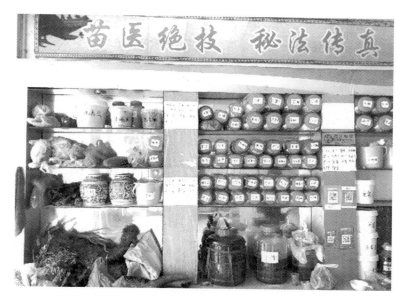

图 6 - 3　药柜

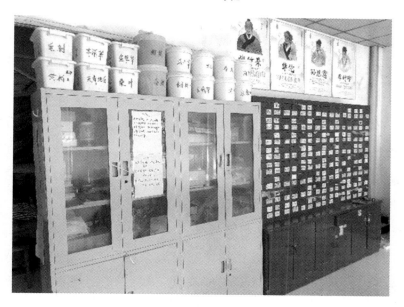

图 6 - 4　药柜

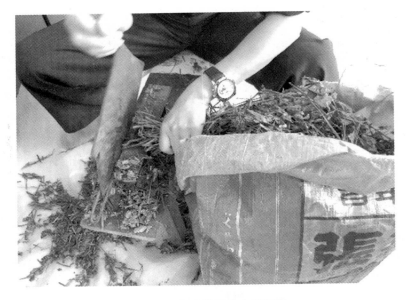

图 6 - 5　杨小恺医生在铡草药

元素构成了专业化、有特色的诊所环境的一部分。诊所的
布置同时还为知识的有效性建构提供了帮助。诊所靠近门
口的墙上，挂着一面锦旗，上书"妙手回春，华佗再世"，
旁边贴着一封红底黑字的感谢信。成功病例的展示无疑为
杨建中医生的治疗有方增添了说服力，这种治疗有方的肯
定性话语又来自患者之口，更显示出杨建中医生的医术绝
非自吹自擂，而是名副其实。

3. 疗效对知识建构的意义

Nordin 为知识有效性的评判提供了一条分析路径。他认
为首先必须区分知识的两种范式：科学范式和技术范式
（Nordin，2000）。库恩是科学范式（scientific paradigms）的
创立者，科学范式是一套稳定的概念、规则和理论，任何

活动都是在科学范式的指导下产生的，实践者持有共同的话语、遵循共同的标准和方法，这套规则知识不需要被验证，而是要被视为理所当然的先决条件（库恩，2012）。从纯科学到技术研究的重心转移给库恩最初的范式模型带来了一些变化，知识的目的不再是解释现象而是解决问题。在解决问题之前，固然需要对问题进行诊断，对于这一点可以使用科学范式进行描述，但最重要的是解决问题的方法——技术。基于解释与应用的区别，Nordin 提出技术范式（technological paradigms）来理解实践的逻辑（Nordin，2000）。在专业的角色中存在某种能把它从非专业的角色中识别出来的能力，这种专业的能力限制了专业人员解决问题的手段，因此专业人员对解决手段的选择有着显而易见的偏见，却又是从专业角度出发的最理性的做法。医学领域内各种亚范式的成员都倾向于根据特定技术范式的专门知识和技术来进行诊治。技术范式并非排他性的，各个技术范式可以通过宣称自己是最理性的解决方案展开竞争。科学范式之间的不可通约性关系到解释力和判断真理的标准，技术范式之间的不可通约性则关系到判断有用性（usefulness）的标准，而有用性则是一项相当主观的标准，有用性可能并非针对使用目的起作用，而是带来了其他方面的效用。

综上，本章倾向于将苗医诊治知识视为一种技术范式，其知识的有效性必须在知识进行实践之后方能体现。当作为科学范式的专业知识缺少论证方面的解释力时，知识的行动有效性可以在一定程度上替换知识在理论体系上的专业性，以有用的实践结果参与知识合法性。

苗医诊治知识的有效性体现为诊治的疗效，具体通过三个环节起作用：首先，仪式对疗效的维护；其次，实践过程中知识权威性向疗效的转移；最后，积极反馈对疗效的巩固。苗医的敬师习俗及其对无法治愈的疾病的解释，从观念上强化了知识的有效性，是一种有用的信念力量。苗医治疗疑难杂症和邪病时，必须在心中默念师傅的名字，向师傅祈求显灵，保佑自己能将患者治愈，有时还需要烧纸。仿佛经过"请师傅"的仪式，苗医接下来的治疗就会变得"有用"，而苗医也会对自己的医术充满信心，相信借师傅之力能大大提高疗效。当苗医解释疾病未能治愈的原因时，并不将其归因于"没请师傅"或"医术不佳"，而认为凡是医生进行的治疗都是有用且有效的，治疗的失效是由患者自己造成的，在于患者没有服从治疗或是患者命数不好。这样一来，苗医在为自己进行宣传时，首先会讲述治愈成功的病例，被问及未治愈的病例则会从患者的角度分析失败原因，策略性地建立起自身知识的有效性。同时，大部分患者选择民族医的动机都源于西医无法给他们提供满意的治疗体验，或无法理想地治愈疾病。因此，民族医对患者而言，是一种替代性的医疗选择。患者转求未曾了解或证实疗效的医疗模式，这一行为意味着患者本身对民族医的预期仅是"尝试"，一旦治疗后病情好转，患者就会很容易对民族医的疗效产生认同。而民族医当中的巫术仪式，对患者来说是"不可言喻"的神秘知识，巫术能否生效取决于医德、患者的诚意以及医生和患者之间的缘分。患者对巫术医疗效用的解释，其实是对未知领域作出了自我的意义建构，其认同的乃是巫术医疗结果的不可掌控性，这并不意味着患者对巫医、民族医知识是缺乏信任的，恰恰值得注意的是，患者正是因为认同了医疗结果的不可控，反过来才不会对知识本身的效用产生怀疑。民族医包含巫术仪式的这种医疗模式也十分有利于它通过一次成功的实践来形塑自身在患者心目中的有效性。

从实践内容和实践方式的角度看，苗医用到的经方、验方是几千年来一代代草医传承至今的，漫长的历史为经方、验方建立起了毋庸置疑的有效性。前来就诊的大多数患者是回头客，这也说明疗效发挥了积极反馈的作用。回头客再将新患者带入诊所，将自己作为医生治愈的成功范例为医生的治疗水平进行担保。半开放式的诊所，将内部的医疗活动展现在陌生患者面前，陌生患者通过与正在接受治疗的患者的交流，获取到关于治疗的有效讯息。面对尚未建立信任关系的陌生患者以及自己没有治过的疾病，医生会将医书上的药方结合自己通过把脉掌握的身体信息，做一些药物搭配上的微调，推荐患者尝试治疗几日。在这个过程中知识的有用性能够得到检验。经过尝试性治疗有所好转的患者会决定是否留下继续治疗。治愈的患者又将继续为医生有效的治疗进行宣传，以回头客的身份再将更多潜在患者资源带入。这就形成了检验医生知识有效性的反馈回路。

五　小结

本章立足医学多元化的背景，关注现代医疗体系之外的民族医疗，聚焦影响知识生产和医疗实践的各种要素及其具体作用机制，探讨医疗实践中地方性知识的形成和使用过程。共有两个核心研究问题：第一，以县城里一家医疗诊所为研究对象，采取知识的社会建构论视角，分析当地的医疗文化、政策、个人经验如何参与了医生的知识建构；第二，分析病人对苗医药知识和疗法的认同又是如何在医疗过程中被建构而成的，进而探究民族医疗知识在现代社会中的医患互构和自我合法化逻辑。本章通过深描个案，指出医生角度的医疗知识传承机制和病人角度的知识认同机制是影响苗医知识建构的核心。医生在不断的学习和临床实践中，将承袭的"灵验"知识建构为具体的"药—症—病"之间的知识关联；病人则以"零成本"的知识沟通将民族医疗视为一种具有平等性和交互性的知识实践，将其作为具有关怀身体效用的补充替代疗法和仪式性的特色治疗。医生和病人基于实践对民族医疗知识有效性的建构，具体体现为医疗互动过程中的反馈机制和仪式性治疗所蕴含的信念感对疗效的维护。

结　语

发展服务于人民的医疗知识技术

人们常把健康比作"1"，事业、家庭、名誉、财富等就是"1"后面的"0"，人生圆满全系于"1"的稳固。2016 年 8 月，习近平总书记在全国卫生与健康大会上发表重要讲话指出，"要把人民健康放在优先发展的战略地位"，顺应民众关切，对"健康中国"建设做出全面部署。① 2017 年 10 月 18 日，习近平总书记在党的十九大报告中指出，"实施健康中国战略。人民健康是民族昌盛和国家富强的重要标志。要完善国民健康政策，为人民群众提供全方位全周期健康服务。深化医药卫生体制改革，全面建立中国特色基本医疗卫生制度、医疗保障制度和优质高效的医疗卫生服务体系，健全现代医院管理制度。加强基层医疗卫生服务体系和全科医生队伍建设。坚持中西医并重，传承发展中医药事业。支

---

① 《新意中的心意——习近平的"健康中国"策》，新华网，http://ww. xihua-net. com/politics/2016 – 08/26/c_129255920. htm。

持社会办医，发展健康产业。"① 从中央对"健康中国"建设的部署中，我们可以看到"人民的健康"是党和国家关注的主体，大力发展医药事业及全方位的健康周期服务等措施，都是围绕着"人民"这个主体展开的。医疗知识和技术的发展最终也是为了让人民获得更优质、幸福感更高的、更美好的生活服务的。在这样的背景下，本书期望讨论医学这种代表性的科学技术知识的本质和发展历程；透过分析知识在不同层次和类型的医疗场景下的呈现和运用，找出医学知识和技术真正能够服务"人民"这个主体，为人民的健康发挥积极作用的"正确打开方式"。以西医为代表的现代医学知识和技术发展到今天这个程度，已经成为全球主流知识的代表，也必须面对自身的许多深层次的问题。

首先，医学知识和技术的发展是为了服务"人民"，还是为了维护医学形成的"官僚体系"？凯博文院士这样论述日益成为"官僚体系"的西方医疗系统：

我想再谈一谈医学作为一个官僚体制这个议题。德国社会学家马克斯·韦伯（Max Weber）曾经论证过，官僚体制是同"效率"这个词息息相关的。为了提高效率，我们需要采取一种简化（甚至是过分简化的）方式去解释人类行为。这种解释方式中，所有体现

---

① 习近平：《决胜全面建成小康社会，夺取新时代中国特色社会主义伟大胜利——在中国共产党第十九次全国代表大会上的报告》，人民出版社，2017，第48页。

出本能、情感、道义与深度的要素——换言之，所有最能代表人性的要素，都被它抛弃了。而如今，医学正在经历韦伯所论述的这些过程（凯博文，2020：117）。

现代医疗体系中的标准化知识、结构性的医患对话方式、日益精细化的分科无不是为了进一步提高效率维持医疗体系的高速运转，其结果是定义更多的疾病种类，开发更高精度的医疗技术，服务于重症患者或疾病的终末期治疗。真正为更广大人民做的服务很少，缓解患者的不适和让他们感受到医学的温度的活动更少。

其次，掌握医疗知识与技术的医生关注的是患者的身体，还是围绕疾病的病灶展开更多的医疗活动？越来越多的学者发现医生花更多的时间发现病灶，花更多的时间在实验室里，花更多的时间申请科研项目、发表论文、参加国际研讨会等，花更少的时间在患者身上，使用非常机械、注重效率、避免沟通的方式与患者对话，几乎不关心患者的生活世界、喜好和需求，更不关注患者家属的困扰与苦难。笃信生物医学范式的医生变得"只见疾病而不见人"。

最后，成为现代性的基本动力的科学，在现代性自反性的本质下不可避免地面对科学的自我怀疑。过度分科化与专业化、不同理论之间的无休止争论使科学本身的局限性和本质性的缺陷呈现在世人面前。对于同一问题，不同的学科视角、不同的解谜方式能给出逻辑上日益精确又自相矛盾的解决办法。从风险社会的理论视角，贝克认为科学本质上已经否认了自己能帮助人们做出最符合真理的选择的责任，把在各种有说服力的科学结论面前做出选择的责任推给了科学的门外汉，即科学和技术结论的使用者（贝克、邓正来、沈国麟，2010；肖瑛，2012）。因此当我们每个个体都必须生活在科学技术成果包裹的世界里时，我们处于既无知又不得不做出选择，并为自己选择的结果负责的社会生活中。患有重大疾病、慢性非传染性疾病的人，例如癌症、阿尔茨海默病、心脏病患者正是处于这样一种境况之下。对于他们来说，进入专科医院这种以医学知识和治疗技术为核心的医疗场域内，自"入口处"就开始深受医学分科和专业壁垒的影响。患者可能在挂号阶段无法清楚判断自己应该进入哪个科室，在治疗过程中更无从判断治疗的后果。医生也只能告知手术或者治疗手段成功的比例、存在的风险、治疗后可能出现的并发症这些模棱两可的信息。作为外行的患者及其家属则需要在医学知识缺乏和信息分化、碎片化、芜杂化的基础上做出医疗决策，并承担经济上的负担和治疗后果上的不确定性。

医学科学已经免除了自己帮助人们做出合理选择的责任，造成这样一种后果：医学科学技术越向前发展，做得越多越好，人们在治疗疾病时面对的不确定性越多。因此正如韩启德院士所言："人们对现代医学的不满，不是因为她的衰落，而是因为她的昌盛；不是因为她没有作为，而是因为她不知何时为止。"（韩启德，2020）

在平等的知识话语体系下发展现代与传统医疗

为讨论医学知识和技术如何更好地服务人民，本书运用社会建构论的理论视角讨论不同类型的知识在不同医疗场景中的呈现、运用和协商的过程；选取医患间的互动作为经验材料，分析现代医疗体系下不同层次的医疗机构中的行动者对知识建构的参与和互动。本书主要厘清以下两个问题。

第一，医学（相关）知识的分类。医学知识是一种实践中产生的知识，在它与现代数理实验知识结合之前，实际上是经验性的、通过一个一个个体、具有地域性特征的知识的总结。通过打开医学知识的暗箱看到它在社会的脉络下建构的过程，我们看到地方性的医学相关知识一步一步走向标准化的过程。在现代社会，标准化的医学知识是在实验室环境中形成的具有"地方性特征"的知识，非标准化的传统医学知识是在情境性、地方性和文化性的当地环境中形成的"地方性知识"。这两种知识中，在实验室环境中形成的知识成为现代医疗体系中占主导地位的知识，依据现代医学知识建立的医疗体系主宰着人们的疾病、健康领域的话语权。这两种医学知识渐渐被分化为两种不可通约的知识，成为主流与边缘的知识，成为现代与传统的知识。传统医学知识在全球化的背景下则被归入补充替代医疗的范畴，被置于边缘化和从属化的地位之中。

第二，传统医学如何获得平等的知识话语体系和发展空间，从而在我国现代医疗体系中发挥其积极作用。从传统的政治经济学视角出发，学者指出，社会不平等带来健康不平等（王甫勤，2011）。资本主义经济与医疗的共谋不但制造了"不健康"，还加剧了由此带来的社会不平等，医疗支出成为商品消费，加重了人们的生活负担（Navarro，1976）。应该建立社会主义的免费医疗保障体系，提倡替代医疗（乐普顿，2016）。在全球化的话语体系下，我国的传统医疗被归入补充替代医疗的范畴。补充替代医疗是指除西方现代医疗体系以外的传统医疗实践和手段（郑淑洁、任定成、罗栋，2014）。以生物医学为主的西方医学是现今医学的主流，但生物医学无法满足各类病人的所有需求，例如本书第四、五、六章所讨论的一些"慢性非传染性疾病"（风湿、运动损伤、肩周炎等）。对于这些患者来说，只要他们的功能有所改善，他们的生活质量就有质的飞跃。现代西方生物医学对于慢性非传染病的治疗手段相对是非常有限的，手术的效果不佳，长期依赖止痛药则会带来非预期的其他健康风险。而在中国，面对这一类疾病带来的功能性障碍和疼痛问题，却有不同种类的传统医疗的各种疗法可以有效缓解症状，有效提高患者的生活质量。中国传统医疗的悠久历史和深厚的文化根基是建立多元化现代医疗体系的重要基础。从县域藏医院的医疗实践来看，传统医疗在进入现代医疗体系后，首先通过积极的行动谋求知识的合法性和患者对民族医疗知识的信任；其次从文化上营造天人合一的自然环境，彰显水土与特色疗法的有效性；最后通过调整疗程配合医疗报销系统，为新农合患者提供免费的全藏医药治疗。以上三个手段的有效结合使县域藏医院在同时关注疗效和患者的身体、生活世界的需求的医疗实践中获得了认可和口碑，为慢性病治疗发挥了积极作用。县域的私营民族医诊疗则在关注患者的个体身体体验方面有突出的作用。这与凯博文院士提倡的照护理念有异曲同工之妙。凯博文院士在他的论著中多次指出现代西医医疗体系面临的一个实际问题：重诊断，无治疗，无照护。患者在进入现代医疗系统后面临繁复多样甚至是重复的检查，这些为了诊断而进行的检查无疑加重了患者的不适感、经济和精神压力。而许多慢性病和精神类疾病甚至重大疾病即使确诊也没有立竿见影的特效治疗。那么为什么不直接关注患者的身体苦痛呢？我们看到苗医诊所内，医师通过经验和对草药的理解着重帮助患者解决疼痛，治疗西医已经无能为力的绝症，安抚被慢性病困扰的身体。传统医学通过医疗场景中的知识呈现、特色疗法的运用、与当地自然环境和文化的融合等多种方式积极获取患者的信任和认可，使自身具有地方性特征的知识得以传承和延续。

　　虽然传统医学在服务于人民的疾病和健康上有如此这般的好处，但是在现实中受到不同形式的冷遇，或面临发展的困境，成为人们不得已、没能力到更好的大医院去看病的"退而求其次"的选择。因此我们应该意识到从本质上认可知识的平等性的重要性。只有从本质上回归知识的合法性的建构才能使传统医疗知识被人民认可，更好地为人民的健康发挥积极作用。

建立以积极信任为基础的伙伴式医患关系

在不同层次的医疗机构中，知识权力与信任之间呈现极为不同且复杂的关系。经典的医学社会学研究已经指出医疗系统中存在整合的和冲突的权力信任关系。功能论指出绝对权力带来的托付性信任关系：成为听话的病人，等待医生对身体机器的修复。冲突论指出医疗权威带来的社会不平等和信任崩解。而社会建构论的理论视角则更适用于从微观层面分析不同层次的医疗机构中的知识权力与信任之间的动力机制。处在医疗系统顶端的公立三甲医院和专科医院围绕着医疗知识形成不对等的医患关系，而信任关系则更符合吉登斯等讨论的"系统信任"（吉登斯，2000）。现代社会脱域机制下的"系统信任"嵌入现代医疗环境中，受到"入口处"体验、风险与不确定性的影响和知识的反思性特征三个重要因素的影响（孙凤兰、邢冬梅，2017；方芗、张晓超，2019），呈现"难得而易失"的特征。弥补这种系统信任的有效途径并不仅仅是提高医疗技术的精准度，再高度精准的技术仍然存在不确定性，医疗行为总是存在风险，风险发生的概率再低，在个体身上也是百分之百；而是回归到"人际信任"的建立和对患者的主体性的尊重，从以"病灶为中心"回归到以"病人为中心"（涂炯，2020：176）。要建立"主动信任"，患者对医疗知识与技术的信任并没有那么理所应当，而是需要在疾病治疗的过程中通过沟通、给予患者平等的参与自身的医疗决策、提高患者的能动性等一系列措施逐步建立起来。除此之外，我们看到私营医疗机构和（少数民族地区）基层医疗机构中平等的权力关系（医生的专业权力和患者的消费权力）和医疗机构为获得患者"主动信任"，在医疗场景和医疗过程中做的种种努力。从拉图尔的行动者网络理论进行分析，我们看到民营医疗机构从医疗场景的布置，到医护人员的行动中人类行动者与非人行动者通过"知识的转译"、"意义赋予"、"信任的嫁接"和"伙伴式关系的建立"去获得患者对医疗机构核心专业知识的信任。我们也看到在少数民族地区基层医疗机构中，从自然环境到医护人员如何一同操演知识的合法化，通过医患互动在医疗场景内将文化、地方性知识、非专业知识结合起来建立和谐的医患信任关系。

积极信任的获取在医疗场景下显然已经不局限于医疗知识和技术水平的提高，而在于建立以人民为核心的、关注人民需求的、让人民接受一种医疗知识作用于身体并带来积极效用的过程。这样的过程是通过良性互信、有人际信任基础的医患信任关系才能获得的。

研究展望

为响应健康中国战略、保证我国医疗健康事业的良性发展、让医疗更多地关注人民的苦痛和需求，为避免资本对医疗技术的过分渗透和控制、体现我国文化的多样性和社会主义医疗制度的优越性，本书的末尾对未来仍需进一步研究的相关问题做进一步的展望。

第一，如何优化初级诊疗体系，推动全科医生签约服务体系的落地，建立更为稳固的医患信任关系？签约全科医生作为人民健康的"守门人"是建立医患信任的重要途径。如何有效使人民运用这一套初级诊疗机制、提高签约率、保证全科医生的专业水平和服务水平，这一系列的问题需要进一步探索。

第二，如何优化就医流程，通过"第三人"的培育加强医患间系统信任的建立？目前的大医院，医生在高强度工作的职业要求下，在与病人接触过程中不可避免地采取效率优先的模式，一般情况下难以与病人有深入沟通的机会。"第三人"作为医患间沟通的桥梁具有很强的现实意义。"第三人"可以是医务社会工作者、志愿者、个案管理师、客户服务人员等有类似功能的服务于医生与患者之间的工作群体。"第三人"加入医院的系统中来，可以在为患者提供人际支持、帮助患者及其家属更好地了解医疗技术的有限性和疾病的复杂性上发挥积极作用，使患者获得更佳的医疗体验，同时还可链接更多的社会资源。

第三，探索提高医生人文修养的有效途径。在医生的职业培养中加强人文教育一直以来都被强调（李芳、李义庭、刘芳，2009；殷大奎，2009；张俊，2011），但是以医生核心能力为培养重心的职业培养路径中，人文课程却一直被边缘化（Jones et al.，2018）。在医生的整个职业生涯中，如何始终贯穿相关人文修养和人文关怀意识的培养需要更细致和可操作化的路径设计。

参考文献

艾战胜、刘建金，2014，《论爱丁堡学派强纲领的相对主义困境及其辩护》，《广东社会科学》第 4 期。

〔英〕安东尼·吉登斯，2000a，《超越左与右——激进政治的未来》，李惠斌、杨雪冬译，社会科学文献出版社。

〔英〕安东尼·吉登斯，2000b，《现代性的后果》，田禾译，译林出版社。

〔英〕安东尼·吉登斯，2000，《现代性的后果》，田禾译，译林出版社。

〔英〕安东尼·吉登斯，1998，《现代性与自我认同：现代晚期的自我与社会》，赵旭东、方文译，三联书店。

〔英〕巴里·巴恩斯、大卫·布鲁尔、约翰·亨利主编，2004，《科学知识：一种社会学的分析》，邢冬梅、蔡仲译，南京大学出版社。

包红梅，2013，《蒙古族公众的医疗选择：对不同医学的不同认知》，《科学与社会》第 4 期。

包红梅，2015，《医学中的身体之多元性：以蒙医身体观为例》，《自然辩证法研究》第 10 期。

贝克、邓正来、沈国麟，2010，《风险社会与中国——与德国社会学家乌尔里希·贝克的对话》，《社会学研究》

第 5 期。

〔美〕彼得·于贝尔，2017，《生命的关键决定：从医生做
　　主到患者赋权》，张琼懿译，三联书店。

〔法〕布鲁诺·拉图尔，2005，《科学在行动：怎样在社会
　　中跟随科学家和工程师》，刘文旋、郑开译，东方出
　　版社。

〔法〕布鲁诺·拉图尔、〔英〕史蒂夫·伍尔加，2004，《实
　　验室生活：科学事实的建构过程》，张伯霖、刁小英
　　译，东方出版社。

〔美〕查尔斯·罗森伯格，2016，《当代医学的困境》，张大
　　庆主译，北京大学医学出版社。

陈氚，2013，《"操演性"视角下的理论、行动者集合和市
　　场实践——以重构中关村电子产品市场的失败为例》，
　　《社会学研究》第 2 期。

次仁多吉、翟源静，2011，《论地方性知识的生成、运行及
　　其权力关联》，《思想战线》第 6 期。

〔英〕大卫·布鲁尔，2014，《知识和社会意象》，霍桂桓
　　译，中国人民大学出版社。

戴元光、韩瑞霞，2012，《我国当前医患关系的现状、问题
　　及原因——基于健康传播视角的实证分析》，《新闻记
　　者》第 40 期。

〔美〕黛博拉·乐普顿，2016，《医学的文化研究：疾病与
　　身体》，苏静静主译，北京大学医学出版社。

董才生，2010，《论吉登斯的信任理论》，《学习与探索》第

5 期。

杜江，2006，《苗医"四大筋脉"学说的探讨》，《中华中医药杂志》第 10 期。

段麟，2015，《信任理论视角下的医患关系及其治理》，硕士学位论文，哈尔滨工业大学。

段忠玉、李东红，2014，《多元医疗模式共存的医学人类学分析——以西双版纳傣族村寨为例》，《学术探索》第 9 期。

方崇亮、刘丕岩、姜桂英，2002，《西方医院发展简史》，《中华医史杂志》第 2 期。

方芗、张晓超，2019，《地方性知识的操演：一项关于藏医对风湿病的替代医疗实践研究》，《山东社会科学》第 3 期。

房莉杰、梁小云、金承刚，2013，《乡村社会转型时期的医患信任——以我国中部地区两村为例》，《社会学研究》第 2 期。

房莉杰，2009，《制度信任的形成过程——以新型农村合作医疗制度为例》，《社会学研究》第 2 期。

冯玉波，2014，《基于符号互动论视角的医患关系研究——以南京某三甲医院调查为例》，硕士学位论文，南京医科大学。

傅俊英，2008，《补充替代医学国际使用情况分析》，《中西医结合学报》第 3 期。

甘代军、李银兵，2020，《技术、权力与主体：医疗场域的孕产主体性分析》,《湖北民族大学学报(哲学社会科学版)》第 4 期。

龚文娟,2016,《环境风险沟通中的公众参与和系统信任》,《社会学研究》第 3 期。

郭俊立,2007,《巴黎学派的行动者网络理论及其哲学意蕴评析》,《自然辩证法研究》第 2 期。

郭明哲,2008,《行动者网络理论(ANT)——布鲁诺·拉图尔科学哲学研究》,博士学位论文,复旦大学。

郭启贵,2010,《爱丁堡学派科学知识社会学研究》,博士学位论文,武汉大学。

郭小聪、杨颂德,2017,《患者在双向就诊政策运行中的就医选择》,《广西民族大学学报(哲学社会科学版)》第 1 期。

郭燕霞、赵万里,2012,《建构主义视角下的医学知识问题研究——国外医学知识社会学研究评析》,《自然辩证法研究》第 10 期。

郭忠华,2008,《信任关系的变革——安东尼·吉登斯现代性思想的再思考》,《现代哲学》第 1 期。

韩启德,2020,《医学的温度》,商务印书馆。

贺建芹,2012,《非人行动者的能动性质疑——反思拉图尔的行动者能动性观念》,《自然辩证法通讯》第 3 期。

贺建芹,2011,《激进的对称与"人的去中心化"——拉图尔的非人行动者能动性观念解读》,《自然辩证法研究》第 12 期。

黄春锋、黄奕祥、胡正路，2011，《医患信任调查及其影响因素浅析》，《医学与哲学（人文社会医学版）》第 4 期。

黄晓晖，2013，《"关系信任"和医患信任关系的重建》，《中国医学伦理学》第 3 期。

〔英〕卡尔·波普尔，2005，《猜想与反驳：科学知识的增长》，傅季重、纪树立、周昌忠、蒋弋为译，上海译文出版社。

〔美〕凯博文，2020，《照护：哈佛医师和阿尔茨海默病妻子的十年》，姚灏译，中信出版集团。

〔美〕克利福德·吉尔兹，2004，《地方性知识：阐释人类学论文集》，王海龙、张家瑄译，中央编译出版社。

〔法〕克洛德·列维－斯特劳斯，2006，《结构人类学》，张祖建译，中国人民大学出版社。

赖立里、冯珠娣，2013，《规范知识与再造知识——以壮族医药的发掘整理为例》，《开放时代》第 1 期。

赖立里、冯珠娣，2014，《知识与灵验：民族医药发展中的现代理性与卡里斯马探讨》，《思想战线》第 2 期。

雷祥麟，2008，《卫生习惯与身体史》，《近代华人公共卫生史学术研讨会》，台北中研院人社中心。

李芳、李义庭、刘芳，2009，《医学、医学教育的本质与医学人文精神的培养》，《医学与哲学（人文社会医学版）》第 10 期。

李建会、于小晶，2014，《默顿科学社会学的反思与超越——读〈科学的社会性和自主性〉》，《自然辩证法研究》第

1 期。

李龙婷，2014，《科技进步背景下医疗模式的发展研究》，硕士学位论文，合肥工业大学。

梁其姿，2013，《麻风：一种疾病的医疗社会史》，朱慧颖译，商务印书馆。

梁其姿，2012，《面对疾病：传统中国社会的医疗观念与组织》，中国人民大学出版社。

林聚任，2000，《学术失范与学术规范的制度化》，《自然辩证法通讯》第 5 期。

林晓珊，2011，《母职的想象：城市女性的产前检查、身体经验与主体性》，《社会》第 5 期。

刘兵，2014，《关于 STS 领域中对"地方产生知识"理解的再思考》，《科学与社会》第 3 期。

刘士永，2010，《战后台湾医疗与公卫体制的变迁》，《华中师范大学学报（人文社会科学版)》第 4 期。

刘文旋，2017，《从知识的建构到事实的建构——对布鲁诺·拉图尔"行动者网络理论"的一种考察》，《哲学研究》第 5 期。

刘星、田勇泉，2014，《科技异化与人性需求的扭曲——论现代医疗技术的伦理问题》，《伦理学研究》第 5 期。

刘永谋，2014，《论约瑟夫·劳斯科学实践哲学的理论创新——从比较的观点看》，《自然辩证法研究》第 4 期。

卢德米拉·乔丹诺娃，2013，《医学知识的社会建构》，载余新忠、杜丽红主编《医疗、社会与文化读本》，北京大学出版社。

吕小康、汪新建，2012，《何为"疾病"：医患话语的分殊
　　与躯体化的彰显——一个医学社会学的视角》，《广东
　　社会科学》第 6 期。

罗桑闹布，2018，《藏药浴综合治疗类风湿性关节炎的临床
　　效果体会》，《世界最新医学信息文摘》第 40 期。

〔美〕罗伊·波特，2000，《剑桥医学史》，张大庆等译，吉
　　林人民出版社。

〔美〕R. K. 默顿，2000a，《十七世纪英格兰的科学、技术
　　与社会》，范岱年等译，商务印书馆。

〔美〕R. K. 默顿，2000b，《科学的规范结构》，林聚任译，
　　《哲学译丛》第 3 期。

马辉、林中举，2015，《浅议替代医疗方案的范围》，《医学
　　与社会》第 4 期。

马来平，2012，《科学的社会性和自主性：以默顿科学社会
　　学为中心》，北京大学出版社。

〔英〕玛丽·道格拉斯，2008，《洁净与危险》，黄剑波、卢
　　忱、柳博赟译，民族出版社。

〔法〕米歇尔·福柯，2003，《规训与惩罚：监狱的诞生》，
　　刘北成、杨远婴译，三联书店。

〔法〕米歇尔·福柯，2001，《临床医学的诞生》，刘北成
　　译，译林出版社。

〔德〕尼克拉斯·卢曼，2005，《信任：一个社会复杂性的
　　简化机制》，瞿铁鹏、李强译，上海人民出版社。

尼燕，2015，《我国公立医院与民营医院经济运行趋势对比分析》，《中国卫生经济》第 10 期。

聂精保、程瑜、邹翔、龚霓、Joseph D. Tucker、Bonnie Wong、凯博文，2018，《中国患医不信任的恶性循环：医务人员的观点、制度性利益冲突以及通过医疗专业精神构建信任》，《东南大学学报（哲学社会科学版）》第 4 期。

欧志安，1990，《湘西苗药汇编》，岳麓书社。

彭杰，2017，《知识不对等与结构性不信任：医疗纠纷中患者抗争的生成逻辑》，《学术研究》第 2 期。

〔英〕普拉提克·查克拉巴提，2019，《医疗与帝国：从全球史看现代医学的诞生》，李尚仁译，社会科学文献出版社。

齐晓霞，2020，《医患纠纷"激化"的成因分析与法律应对——以三起暴力袭医事件为关切》，《求是学刊》第 1 期。

秦美娇、张云婷、杨静，2006，《公立医院和民营医院营销理念的分析》，《上海交通大学学报（医学版）》第 11 期。

屈英和，2010，《"关系就医"取向下医患互动关系研究》，博士学位论文，吉林大学。

任学丽，2019，《医学技术主义对医患信任的消极影响与应对》，《中国医学伦理学》第 10 期。

〔英〕萨米尔·奥卡沙，2013，《科学哲学》，韩广忠译，译林出版社。

盛晓明，2000，《地方性知识的构造》，《哲学研究》第
　　12 期。

〔新西兰〕史蒂夫·马修曼，2014，《米歇尔·福柯、技术
　　和行动者网络理论》，孙中伟译，《国际社会科学杂志
　　（中文版）》第 4 期。

孙凤兰、邢冬梅，2017，《基于现代性脱域机制的中国信任
　　问题》，《湖北大学学报（哲学社会科学版）》第 4 期。

孙启贵，2010，《社会—技术系统的构成及其演化》，《技术
　　经济与管理研究》第 6 期。

唐纳德·麦肯齐等，2013，《别把 STS 做小了！——唐纳德·
　　麦肯齐访谈录》，《山东科技大学学报（社会科学版）》
　　第 4 期。

田孟，2019，《富县医改：农村卫生事业的制度变迁与现实
　　困境》，社会科学文献出版社。

涂炯，2020，《癌症患者的疾痛故事：基于一所肿瘤医院的
　　现象学研究》，社会科学文献出版社。

涂炯、亢歌，2018，《医患沟通中的话语反差：基于某医院
　　医患互动的门诊观察》，《思想战线》第 3 期。

涂炯、张文义、凯博文、程瑜，2016，《人类学、医学与中
　　国社会的发展：访凯博文教授》，《思想战线》第 5 期。

〔美〕托马斯·库恩，2012，《科学革命的结构》，金吾伦、
　　胡新和译，北京大学出版社。

〔美〕F. D. 沃林斯基，1999，《健康社会学》，孙牧虹等译，

社会科学文献出版社。

汪丹，2013，《分担与参与：白马藏族民俗医疗实践的文化逻辑》，《民族研究》第 6 期。

汪德飞，2011，《地方性知识研究——基于格尔兹阐释人类学和劳斯科学实践哲学的视角》，硕士学位论文，南京农业大学。

汪新建、王丛、吕小康，2016，《人际医患信任的概念内涵、正向演变与影响因素》，《心理科学》第 5 期。

王甫勤，2011，《社会流动有助于降低健康不平等吗?》，《社会学研究》第 2 期。

王萝然，2017，《现代医疗技术对我国医患关系的影响》，硕士学位论文，成都理工大学。

王天秀、焦剑，2019，《医患关系中的患者赋权问题探究——从患者角色的两个维度说起》，《医学与哲学》第 6 期。

王小万，2009，《我国民营医院发展面临的问题及政策分析》，《江西社会科学》第 5 期。

王彦君、吴永忠，2002，《试析两种科学共同体理论的不可通约性》，《科学技术与辩证法》第 3 期。

王友叶，2018，《福柯的知识—权力理论阐释及当代发展》，硕士学位论文，安徽大学。

王中明、李建华，2012，《医疗纠纷发生的原因及应对措施》，《中国社区医师（医学专业）》第 12 期。

〔美〕威廉·考克汉姆，2014，《医疗与社会：我们时代的病与痛》，高永平、杨渤彦译，中国人民大学出版社。

〔德〕乌尔里希·贝克、〔英〕安东尼·吉登斯、〔英〕斯科特·拉什，2014，《自反性现代化：现代社会秩序中的政治、传统与美学》，赵文书译，商务印书馆。

吴彤，2007，《两种"地方性知识"——兼评吉尔兹和劳斯的观点》，《自然辩证法研究》第 11 期。

吴彤，2014，《再论两种地方性知识——现代科学与本土自然知识地方性本性的差异》，《自然辩证法研究》第 8 期。

吴莹、卢雨霞、陈家建、王一鸽，2008，《跟随行动者重组社会——读拉图尔的〈重组社会：行动者网络理论〉》，《社会学研究》第 2 期。

〔美〕吴章、〔美〕玛丽·布朗·布洛克主编，2016，《中国医疗卫生事业在二十世纪的变迁》，蒋育红译，商务印书馆。

习近平，2017，《决胜全面建成小康社会　夺取新时代中国特色社会主义伟大胜利——在中国共产党第十九次全国代表大会上的报告》，人民出版社。

向前、王前、邹俐爱、许军，2013，《我国民营医院发展趋势及对公立医院的影响分析》，《中国卫生经济》第 5 期。

肖瑛，2020，《反思与自反：反身性视野下的社会学与风险社会》，商务印书馆。

肖瑛，2012，《风险社会与中国》，《探索与争鸣》第 4 期。

许丽英、童敏、翁智超，2019，《社会工作对临终患者主体性转换的伦理策略》，《医学与哲学》第 11 期。

杨嘉铭，1991，《甘孜藏区封建农奴制下的政教关系》，《西藏研究》第 3 期。

杨庭硕，2005，《地方性知识的扭曲、缺失和复原——以中国西南地区的三个少数民族为例》，《吉首大学学报（社会科学版）》第 2 期。

杨小兵、王芳、卢祖洵，2005，《我国民营医院发展述评》，《医学与社会》第 2 期。

杨小柳，2009，《地方性知识和发展研究》，《学术研究》第 5 期。

叶舒宪，2001，《地方性知识》，《读书》第 5 期。

殷大奎，2009，《人文医学精神与医师职业责任》，《中国医学伦理学》第 2 期。

游国鹏，2018，《运动康复干预研究》，中国商务出版社。

余成普，2016，《地方生物学：概念缘起与理论意涵——国外医学人类学新近发展述评》，《民族研究》第 6 期。

余成普、朱志惠，2008，《国外医患互动中的病人地位研究述评——从病人角色理论到消费者权利保护主义》，《中国医院管理》第 1 期。

宇妥·元丹贡布等，1983，《四部医典》，李永年译，人民卫生出版社。

袁同凯，2008，《地方性知识中的生态关怀：生态人类学的视角》，《思想战线》第 1 期。

〔美〕约瑟夫·劳斯，2010，《涉入科学：如何从哲学上理解科学实践》，戴建平译，苏州大学出版社。

〔美〕约瑟夫·劳斯，2004，《知识与权力——走向科学的政治哲学》，盛晓明、邱慧、孟强译，北京大学出版社。

曾点，2018，《地方性知识的两套逻辑——与劳斯教授笔谈》，《自然辩证法通讯》第 1 期。

扎桑，2017，《探讨藏药浴对类风湿性关节炎的免疫调整作用》，《世界最新医学信息文摘》第 6 期。

詹鄞鑫，1999，《巫医治疗术"有效性"析论》，《华东师范大学学报（哲学社会科学版）》第 6 期。

张春玲，2017，《民族药质量标准提升在路上》，《中国医药报》3 月 22 日。

张嘉凤，2004，《历史、医疗与社会》，台湾大学出版中心。

张嘉凤，2007，《十九世纪牛痘的在地化——以〈噬咭喇国新出种痘奇书〉、〈西洋种痘论〉与〈引痘略〉为讨论中心》，台北中研院史语所 12 月集刊。

张晶，2019，《扭曲的赋权：中国城市公立医院的医患权力关系——以纠纷解决与处理为例》，《东南大学学报（哲学社会科学版）》第 3 期。

张俊，2011，《当下高等医学人文教育的困境与出路》，《医学与哲学（人文社会医学版）》第 15 期。

张瀣元，2021，《多元医疗背景下藏族民众择医实践的人类学分析——以甘孜藏族自治州 C 村为例》，《民族学刊》第 4 期。

张瀣元，2018，《医学人类学视角下藏族村落多元医疗体系研究——以四川省甘孜州 C 村为例》，硕士学位论文，兰州大学。

张实，2008，《少数民族地区医疗体系的文化研究》，《中国社会医学杂志》第 4 期。

张天舒，2017，《公立与民营医院的医患信任》，硕士学位论文，东南大学。

张夏捷，2016，《生产"饼干"——消费知识的制造过程》，硕士学位论文，华东师范大学。

张有春，2009，《医学人类学的社会文化视角》，《民族研究》第 2 期。

赵万里，2002，《科学的社会建构：科学知识社会学的理论与实践》，天津人民出版社。

郑大喜，2010，《社会学语境下医患信任关系的异化及其重建》，《医学与社会》第 7 期。

郑淑洁、任定成、罗栋，2014，《美国补充与替代医疗体系的变迁及公众影响力》，《医学与哲学（A）》第 7 期。

郑晓松，2017，《社会塑形技术的三种路径》，《哲学分析》第 5 期。

周爱华、周大鸣，2021，《多元医疗及其整合机制——以青海互助县一个土族村落为例》，《民族研究》第 1 期。

周慧之，2002，《符号信任：消费社会的关系维持》，《社会》第 7 期。

周敏、侯颗，2019，《患者赋权还是医生本位？——移动医疗应用中线上社会资本对医患关系的影响研究》，《全球传媒学刊》第 3 期。

Austin, J. L. （1962）, *How to Do Things with Words.* Oxford：Clarendon.

Burkitt, I. （2016）. Relational Agency：Relational Sociology Agency and Interaction. *European Journal of Social Theory*, 19 （3）.

Callon, M. （1995）. Four Models for the Dynamics of Science. *Science and the Quest for Reality*, 249 – 292.

Callon, M. （1998）, *The Laws of the Markets*. Oxford：Blackwell.

Callon, M. （2007）. What does it Mean to Say that Economics is Performative. CSI Working Papers Series, 311 – 357.

Calnan, M. W. , Sanford, E. （2004）. *Public Trust in Health Care*：*The System or the Doctor?* . *Quality & Safety in Health Care*, 13 （2）.

Curtis, S. , Gesler, W. , Wood, V. , Spencer, I. , Mason, J. , Close, H. , Reilly, J. （2013）. Compassionate Containment? Balancing Technical Safety and Therapy in the Design of Psychiatric Wards. *Social Science & Medicine*, 97.

Gao, M. , Feuchtwang, S. , & Wang, M. （2001）. Grassroots Charisma：Four Local Leaders in China. *Journal of Asian Studies*, 62 （1）.

Giddens, A. （1991）. *Modernity and Self – Identity*：*Self and Society in the Late Modern Age*, Stanford University Press.

Huynh, J. , Chand, A. , Gough, D. et al. （2019）. Therapeutically Exploiting STATA3 Activity in Cancer-Using Tissue Repair as a Road Map. *Nature Reviews Cancer*, 19 (2).

Jones, D. S. , Greene, J. A. , Duffin, J. , Warner, J. H. , 方芗, 2018,《作为医学人文教育核心的历史学》,《广西民族大学学报（哲学社会科学版）》第 2 期。

Jordanova, L. (1995). The Social Construction of Medical Knowledge. *Social History of Medicine*, 8 (3).

Kantzler, N. , Mullen, B. (1980). Measuring Food Intake Patterns, 4th Annual Meeting of the West Coast Nurtritional Anthropology Society.

Kim, H. W. , Chan, H. C. , Gupta, S. (2007). Value-based Adoption of Mobile Internet: An Empirical Investigation. *Decision Support Systems*, 43.

Latour, B. (1987). *Science in Action: How to Follow Scientist and Engineers Through Society*. Cambridge, Massachusetts: Harward University Press.

Lei, Sean Hsiang-lin, (2002). How Did Chinese Medicine Become Experiential? The Political Epistemology of Jingyan, *Positions: East Asian Cultures Critique*, 10 (2).

Leslie, C. (1980). Medical Pluralism in World Perspective. *Social Science and Medicine. Part B: Medical Anthropology*, 14 (4).

Mechanic, D. , Meyer, S. (2000). Concepts of Trust among Patients with Serious Illness. *Social Science & Medicine*, 51 (5).

Navarro, V. (1976), Social Class, Political Power and the State and Their Implications in Medicine. *Social Science and Medicine*, 10 (9 – 10).

Nordin, I. (2000). Expert and Non-expert : Knowledge in Medical Practice. *Medicine, Health Care and Philosophy*, 3 (3).

Parsons, T. (1987). On Institutions and Social Evolution Selected Writings. The University of Chicago Press.

Skirbekk, H., Middelthon, A. L., Hjortdahl, P. et al. (2011). Mandates of Trust in the Doctor-Patient Relationship. *Qualitative Health Research*, 21 (9).

Steven, M. (2000). The Practice of Everyday Life. *Salmagundi*, 38 (126/127): 227 – 229.

Taylor, D., Bury, M. (2007). Chronic Illness, Expert Patients and Care Transition. *Sociology of Health and Illness*, 29 (1).

T. S. 萨斯，M. H. 荷伦德，1980，《医生—病人关系的基本模型》，张燮泉译，《医学与哲学》第 3 期。

Tucker, J. D., Yu, C., Wong, B. et al. (2015). Patient-physician Mistrust and Violence against Physicians in Guangdong Province. *China: A Qualitative Study*. BMJ Open, 5 (10).

Wellin, E. (1977). Theoretical Orientations in Medical Anthropology: Continuity and Change over the Past Half-Century. in David Landy（ed. ）. *Culture*, *Disease*, *and Healing Studies in Medical Anthropology*, New York: Macmillan Publishers.

Wilson, C. , Dowlatabadi, H. （2007）. Models of Decision Making and Residential Energy Use. *Annual Review of Environment and Resources*, 32.

Wolfe, S. , Badgley, R. F. （1973）. The Family Doctor 1960 to 2000 A. D. *Medical Care*, 11 （5）.

Zhou, P. L. , Grady, S . C. , （2016）. Three Modes of Power Operation: Understanding Doctor-patient Conflicts in China's Hospital Therapeutic Landscapes. *Health & Place*, 42.

后　记

今年正好是我加入中山大学社会学与人类学学院工作的第十个年头，第二本专著也即将出版。2014年我的第一本专著《中国核电风险的社会建构——21世纪以来公众对核电事务的参与》被列入中山大学社会学文库在社会科学文献出版社出版。自2015年起，我开始同时专注能源环境和医疗健康两个议题的研究。程瑜教授可以说是我与医疗和健康相关研究方向的引路人。2015年我们在学院层面上成立了医学人文研究小组，组成了一个对医疗和健康议题感兴趣的研究小群体，与中山大学多家附属医院合作共建了教学、科研基地。我们医学人文研究小组的几位同仁还一同被中山大学医学院双聘为课程教授，为医学院学生讲医学人文相关的课程。这样的一个平台为我进入医疗和健康领域展开研究打下了重要基础。自2016年起，我开始带领研究团队进入附属医院开展田野调查，并且在随后的五年中把田野点拓展到了少数民族地区的医疗机构和私立医疗机构。

我从读研究生起就一直受到比较正统的科学技术与社会研究（STS）的训练，在进入医疗和健康的相关研究时依然秉承STS的传统，关注知识在医疗过程中如何被运用和接受。过往对于核能的风险与知识的社会认知和建构的研究使我意识到，在环境和能源相关领域人们对于科学技术知识存在比较多的不理解，不仅不理解，知识的壁垒甚至让人们觉得不必要去理解相关知识，他们依靠利益的分配来判断自己面临的风险以及对行业和政府的信任。在最初进入医疗和健康领域的研究时，我本以为可以看到更多在医疗过程中的知识协商过程。因此在研究设计之初，准备把附属医院的门诊过程作为研究对象。关于这个想法，我与在我隔壁办公室的涂炯教授有大量的交流。涂炯教授博士毕业于英国剑桥大学，一直以来从事医学社会学研究，是我在医疗和健康领域研究的一位同道。我们俩在日常工作中非常频繁和方便的私下交流带给我许多启发，为我理清了研究上的许多思路。通过和涂炯教授交流，我们一致认为大型三甲专科医院的门诊交流非常结构化且注重效率，因此很难看到围绕知识的协商和互构；医疗的权威化使门诊成为医生绝对主导、患者及其家属听从的短暂诊疗时间。效率化和时间的紧迫性确实难以满足我感兴趣的围绕知识展开的研究。因此，我开始拓宽研究对象，从现代医疗体系的三甲专科医院，到城市中的私营医院，再到少数民族地区的县域民族医院、私营诊所。我们把研究团队分组，选取多种类型及层次的医院和医疗机构，收集更为丰富的围绕医疗和健康问题展开的医生专业知识和患者生活世界的知识的协商和互构过程方面的材料。

本书的田野材料的收集自 2016 年至 2021 年，历时 5 年。这 5 年中有大量记忆犹新的调查经历。2018 年 5 月我和张晓超前往藏医院所在地区调查。离开广州时已是 33℃ 的高温，不曾想到进入藏族自治县竟然飘起了鹅毛大雪。我被当时雪域高原的纯净所震撼。作为一个外来者，我相信除了这里出产的藏药，这种天然的环境也是可以治病的。与医疗知识共同作用的还包括外在的自然环境，而医生运用特色疗法的方式让我立刻想到了拉图尔。学术研究有时候就是这么奇妙，可能许多年前读过的、觉得晦涩难懂的理论，可能费劲地读完就放下的书本，若干年后在一个调查的场景中，突然冲击着你的大脑。

2019 年我和汪琴琴在康复医院的调查也给了我关于健康和疾病的重新思考。在康复医院我看到大量患者在手术解决病灶后重新回归生活的种种困难。许多患者都非常年轻，而且是运动爱好者，一次意外的受伤后，断裂的韧带可以在几小时内通过手术修复，患者 3 天后出院，但是他们回归到一个健康的、让自己满意的身体常常要数月时间，如果运气不好没有及时康复则面临数年的"残疾"生活。因此我意识到可能对大部分人来说，治病固然重要，但是除了急性期，往后的恢复，回归健康的路还更长。患者甚至期待在康复医院进行康复训练后获得比受伤前更好的身体素质。这样的对自我身体的要求也给我的研究带来了新的启发。人们对美好生活的追求需要健康和具有社会性的身体，医学社会学的研究也应该大大拓展自身的范畴，从疾病到人们对健康美好体魄的追求都应该纳入我们的研究视野中来。

本书的写作经历了 15 个月，虽然是建立在过去 5 年的研究基础上，但是写作的过程并不顺利。由于研究关注的医疗机构的层次不同，分析框架也随着材料的收集进行了数次的调整。我原来积累的现代性与反思性的理论"底子"显然不够用，于是又开始重新对 STS 领域的经典理论进行深挖，并大量拓展医学科学史的阅读。正是完成本书的驱动力使我回溯了 STS 学科重要理论的发展脉络。也是为了不要浪费这些阅读材料，我自 2019 年开始给社会学专业的本科生开设了"科学技术与社会"这门课程。今天再看在这十几个月里写作本书的过程中记下的阅读笔记，还有几支写空了墨水的签字笔，确实达到了感动自己的效果。

回忆起 2008 年，我和爱丁堡大学 Science Unit 一众学生挤满系楼里最大的一间教室听大卫·布鲁尔（David Bloor）教授荣休前的最后一次讲座。布鲁尔教授那节课讲了有限论，还举了他最爱的数列的例子，拿着他的手写讲稿，黑板上打着幻灯片。他的幻灯片和演讲稿整齐地一张一张交叠着排序，演讲稿上密密麻麻写满了文字和公式。那节课对于我来说是一个初入爱丁堡大学，在 STS 领域还未入门的学生的朝圣。课上讲的内容大部分已经忘记，只记得当时教室里椅子上、地下都坐满了人，教室外面也站满了人。十几年过去了，我又重读了《知识和社会意象》，书中的内容仍然充满启发性。

本书的完成算是给自己从教 10 周年的一个"礼物"，记录了我在中山大学社会学与人类学学院开始的一个全新的研究领域，也是研究团队的小伙伴们共同努力的结晶。在此对先后加入本书田野调查、资料整理、内容撰写的小伙伴的贡献表示感谢，并对本书的作者排序进行说明。本书第四章为我与汪琴琴、蒋雨琦合作完成，第五章为我与张晓超合作完成，第六章为我与石易人合作完成。我在以上四人初稿的基础上进行了大量的修改完善。张晓超、石易人、汪琴琴和蒋雨琦先后加入我的研究团队，在田野调查中收集了大量的原始资料，并为本书的出版做出了卓越贡献。张晓超、石易人、汪琴琴排名不分先后，并列为本书第二作者，蒋雨琦列为本书第三作者。同时还特别感谢课题组的亢歌、孙百承、顾若兰和李露，他们分别为原始资料收集和本书的出版做出了贡献。

本书得以顺利出版，还必须感谢社会科学文献出版社政法传媒分社王绯社长和本书的责任编辑黄金平老师。他们在本书选题和校对过程中做了大量辛勤与严谨的工作，给予了我莫大的帮助。

最后要感谢的是我的家人。我的父母一直为我的工作和生活提供全心全意的帮助和支持，让我可以一直做自己想做的事情，过心之所向的生活。感谢我的爱人一路的陪伴，使我在快乐时有人分享，焦虑时有人支持。正是他的存在让我更有力量克服研究和完成本书过程中的许多瓶颈。还有我的两个儿子，虽然他们非常期待我的陪伴，但是每次看到妈妈在电脑前工作时都非常乖巧地不来打扰，让我有更多的工作时间和安静的工作环境。

方芎

于二沙岛

2022 年 9 月 30 日

图书在版编目（CIP）数据

医疗实践中的知识呈现：意义赋予与信任构建／方
芗等著. -- 北京：社会科学文献出版社，2022. 12
ISBN 978 - 7 - 5228 - 0731 - 7

Ⅰ.①医…　Ⅱ.①方…　Ⅲ.①治疗 - 方案 - 研究
Ⅳ.①R45

中国版本图书馆 CIP 数据核字（2022）第 171707 号

医疗实践中的知识呈现：意义赋予与信任构建

著　　者／方　芗 等

出 版 人／王利民
责任编辑／黄金平
责任印制／王京美

出　　版／社会科学文献出版社·政法传媒分社（010）59367156
　　　　　地址：北京市北三环中路甲 29 号院华龙大厦　邮编：100029
　　　　　网址：www. ssap. com. cn
发　　行／社会科学文献出版社（010）59367028
印　　装／三河市龙林印务有限公司

规　　格／开本：787mm × 1092mm　1/16
　　　　　印 张：15　字 数：150 千字
版　　次／2022 年 12 月第 1 版　2022 年 12 月第 1 次印刷
书　　号／ISBN 978 - 7 - 5228 - 0731 - 7
定　　价／89.00 元

读者服务电话：4008918866